O CORPO NO TRABALHO DE PARTO

CIP-BRASIL. CATALOGAÇÃO-NA-FONTE
SINDICATO NACIONAL DOS EDITORES DE LIVROS, RJ

B512c
Bio, Eliane
    O corpo no trabalho de parto : o resgate do processo natural do nascimento / Eliane Bio. - São Paulo : Summus, 2015.

    Inclui notas
    ISBN 978-85-323-1025-5

    1. Parto (Obstetrícia). 2. Parto natural. 3. Nascimento. I. Título.

15-21740   CDD: 618.4
                                                                       CDU: 618.4

www.summus.com.br

Compre em lugar de fotocopiar.
Cada real que você dá por um livro recompensa seus autores
e os convida a produzir mais sobre o tema;
incentiva seus editores a encomendar, traduzir e publicar
outras obras sobre o assunto;
e paga aos livreiros por estocar e levar até você livros
para a sua informação e o seu entretenimento.
Cada real que você dá pela fotocópia não autorizada de um livro
financia o crime
e ajuda a matar a produção intelectual de seu país.

Eliane Bio

O CORPO NO TRABALHO DE PARTO

O resgate do processo natural do nascimento

summus editorial

O CORPO NO TRABALHO DE PARTO
O resgate do processo natural do nascimento
Copyright © 2015 by Eliane Bio
Direitos desta edição reservados por Summus Editorial

Editora executiva: **Soraia Bini Cury**
Assistente editorial: **Michelle Neris**
Indicação editorial: **Angela Santos**
Capa: **Alberto Mateus**
Imagem de capa: **Hope II, Gustav Klimt (Google Art Project)**
Projeto gráfico e diagramação: **Crayon Editorial**
Ilustrações: **Caroline Falcetti**

2ª reimpressão, 2023

Summus Editorial
Departamento editorial
Rua Itapicuru, 613 – 7º andar
05006-000 – São Paulo – SP
Fone: (11) 3872-3322
http://www.summus.com.br
e-mail: summus@summus.com.br

Atendimento ao consumidor
Summus Editorial
Fone: (11) 3865-9890

Vendas por atacado
Fone: (11) 3873-8638
e-mail: vendas@summus.com.br

Impresso no Brasil

Para o Marcelo e a Carolina
Para o Lu

SUMÁRIO

Prefácio › 9
Apresentação › 11
Introdução › 13

CAPÍTULO 1 **A fisiologia da mulher e a natureza do feminino** › 21
A natureza do feminino › 24
Natureza feminina e identidade › 28

CAPÍTULO 2 **A potência da mulher** › 31
O trabalho de parto › 33
Estimulando a potência feminina › 37
Mulheres de ontem e de hoje em trabalho de parto › 39

CAPÍTULO 3 **O corpo da mulher** › 49
Corpo, sexualidade e parto › 54
O corpo no trabalho de parto › 60

CAPÍTULO 4 **A experiência da mulher** › 67
Conhecer o trabalho de parto › 71
Viver o trabalho de parto › 78

CAPÍTULO 5 **O acompanhamento do trabalho de parto** › 103
A equipe obstétrica › 105
O acompanhante da parturiente › 107
O pai como acompanhante › 108
As doulas como acompanhantes › 109
A fisioterapeuta no trabalho de parto › 111
Avaliação da mobilidade pélvica › 114
A linguagem verbal e a linguagem corporal no trabalho de parto › 118

PREFÁCIO

NÃO POSSO DEIXAR de expressar minha satisfação ao prefaciar esta obra – não só pela relevância do tema abordado para o campo da assistência à saúde da mulher como pelo reconhecimento e pela admiração que nutro por sua autora, a colega Eliane Bio, que tem um histórico profissional desbravador na fisioterapia voltada à obstetrícia.

Aqui, ela coloca à disposição da comunidade científica e leiga o fruto de sua experiência de anos atuando na prática clínica, somada à sua vivência acadêmica na área. A obra trata de um tema de grande importância e vai muito além de uma abordagem meramente biológica. O corpo feminino e o parto são considerados em suas dimensões amplas, humanística e de gênero, e entendidos como potência exclusivamente feminina.

O movimento pela humanização obstétrica perpetrado pela Organização Mundial de Saúde identificou que os avanços técnico-científicos não foram acompanhados de melhores indicadores obstétricos no mundo de modo uniforme. Diante do reconhecimento do excesso de intervenções, incluindo as cesáreas, preconiza-se atualmente que todas as ações propostas para a mulher em trabalho de parto sejam refletidas e consideradas em sua relação risco-benefício, à luz das melhores evidências científicas disponíveis. Um aspecto essencial desse movimento é resgatar a capacidade feminina de ser agente ativo do próprio processo de parturição. Em sintonia com a humanização da assistência obstétrica, esta obra destaca a gestação e o trabalho de parto como oportunidades para uma experiência diferenciada de percepção corporal, potência feminina e gratificação.

Nesse sentido, o planejamento conjunto do parto pela gestante e pelo(a) obstetra/equipe obstétrica parece um caminho bastante adequado para o resgate da autonomia, ainda que distante da realidade de milhares de mulheres brasileiras. A leitura deste trabalho renova a esperança de criar-se uma nova cultura em nosso meio, na qual o parto vaginal possa ser preferencial, permitindo que os fenômenos fisiológicos se manifestem num contexto seguro para a mãe e o bebê. É isto que defende a autora: a convergência entre ciência e humanismo. Dessa forma, o corpo feminino é compreendido e descrito, com grande sensibilidade, como espaço de transformações, poesia e realizações – e não como mero receptáculo.

Nessa perspectiva, os métodos não farmacológicos no acompanhamento do trabalho de parto são quase sempre recursos fisioterapêuticos de baixo risco e com alto potencial de contribuir para a autonomia, a mobilidade, o alívio de dor e a satisfação com o parto.

Eliane aborda ainda o papel do fisioterapeuta na equipe obstétrica, oferecendo sua *expertise* no diagnóstico cinético-funcional e na utilização de recursos fisioterapêuticos não só na gestação como no trabalho de parto. As competências desse profissional são elencadas em meio às atribuições da equipe multidisciplinar, proporcionando esclarecimentos não só aos profissionais de saúde que prestam assistência obstétrica, mas também aos gestores da área e às mulheres.

O livro terá também destaque na formação dos fisioterapeutas que atuam na área e pretendem se dedicar a auxiliar parturientes a despertar/utilizar seus recursos biomecânicos e sensoriais somados às ferramentas de que a fisioterapia dispõe. Mais do que isso, considero que o livro levará a comunidade científica e leiga a refletir a respeito da força e, ao mesmo tempo, da fragilidade da mulher em trabalho de parto. Sua leitura contribuirá para a construção de uma assistência obstétrica que considere as múltiplas dimensões femininas, aliando cuidado, segurança, acolhimento e estímulo à feminilidade.

Profa. dra. Cristine Homsi Jorge Ferreira
Docente do curso de Fisioterapia da
Faculdade de Medicina da USP (Ribeirão Preto)

APRESENTAÇÃO

APRESENTAR ELIANE BIO é um privilégio para quem, como eu, acompanhou um pouco de sua trajetória de 38 anos como fisioterapeuta.

Durante todo esse tempo, ela esteve vinculada ao ensino e, sobretudo, à prática clínica voltada para a saúde da mulher – mais especificamente, o acompanhamento pré-natal e a preparação para o parto. Sua dissertação de mestrado concluída em 2007, *Intervenção fisioterapêutica na assistência ao trabalho de parto*, sistematizou todo o seu conhecimento.

A visão de Eliane vem de modo contundente opor-se à cultura médica atual, pró-cesariana com dia e hora marcados, que leva as mulheres a adotar comportamentos cada vez mais passivos, esquecendo a importância do próprio corpo na gestação e no grande momento do nascimento.

Assim, este livro é fruto de grande dedicação e perseverança na pesquisa, na prática clínica e na convicção, adquirida no acompanhamento de um grande número de mulheres, de que o trabalho de parto pode ser uma experiência de prazer. A autora reflete o grande amor pelo tema, a confiança nas mulheres e no privilégio que a maternidade constitui.

Os capítulos são construídos de forma clara e educativa, mostrando a importância da atenção ao corpo no trabalho de parto. O livro destina-se, assim, tanto a gestantes como a mulheres que desejam engravidar. Dirige-se também aos fisioterapeutas, mostrando-lhes a grande importância de sua orientação e participação nesse processo.

Tenho plena certeza de que esta obra fará toda a diferença tanto para as mulheres como para os profissionais de saúde envolvidos na assistência ao parto.

Prof. dra. Amélia Pasqual Marques
Docente do curso de Fisioterapia da Faculdade de Medicina da USP

INTRODUÇÃO

Num percurso íntimo e profissional, chega um momento em que se tem vontade de ir ao essencial [...] Acontece também que o essencial para uma mulher surge como aquilo que se partilha com outras mulheres.

JÚLIA KRISTEVA[1]

POR QUE ESCREVER UM LIVRO? Para quê? Para quem? Questões inevitáveis quando se inicia um projeto ou um sonho desse porte.

Neste nosso tempo marcado pela quantidade e velocidade das informações – e, portanto, pela atualização dos conceitos –, o risco de o conhecimento registrado tornar-se ultrapassado é muito maior. Quando o tema é o trabalho de parto, os conceitos e a assistência clínica se atualizam também no contexto sociocultural de cada grávida e no curso da evolução da história.

Embora a gravidez e o parto sejam fenômenos universais, as escolhas e a experiência em torno do parto são particulares em cada cultura e singulares para cada mulher.

As mudanças históricas das últimas décadas conduzem-nos à mulher do século XXI, mais livre que suas antepassadas, com direito ao prazer sexual antes proibido, conquistando a capacidade do gozo outrora negado, explorando seus desejos e capacidades além do espaço doméstico-privado e com um horizonte existencial mais amplo, que não envolve só sua identidade como mãe. A maternidade tornou-se escolha e não destino.

No decorrer desse processo, porém, a imutável fisiologia feminina permanece: a produção ovariana para renovar e perpetuar a vida e o espaço uterino do vazio sagrado. Sagrado porque tem o poder de abrigar uma nova vida. Sagrado porque gerar vida representa uma força humana além do corriqueiro. Sagrado porque é potência que pertence exclusivamente à mulher.

Da reflexão entre o que muda e o que permanece no universo feminino, nasceu este livro.

Mudanças em múltiplas direções constituem o fluxo da evolução e da renovação da vida, e, nesse sentido, a conquista de um novo papel social da mulher e a liberação de aspectos reprimidos da sexualidade feminina deram-se em paralelo com a ampliação dos conhecimentos sobre a fisiologia do parto, desfazendo mitos e orientando novos procedimentos obstétricos.

Entre os partos domiciliares, assistidos por parteiras desde a Antiguidade, e os hospitalares da obstetrícia atual, observam-se mudanças e permanências. Porém, à medida que o parto se tornou um procedimento médico, foi-se fazendo crer que o saber da mulher sobre sua fisiologia seria menor do que o saber científico, gerando uma relação de dependência infantil da paciente com seu obstetra.

Ao longo das últimas quatro décadas, a assistência ao parto foi maciçamente medicalizada e institucionalizada com a introdução de tecnologias, exames complementares e equipamentos para rastrear e prevenir riscos ao binômio materno-fetal, paralelamente a um comportamento cada vez mais passivo da mulher e a um gradual "desaprendizado" em relação aos saberes do próprio corpo. A famosa dor do parto é hoje controlada ou eliminada pelos recursos farmacológicos de analgesia e anestesia[2], mas, por outro lado, a mulher perdeu o controle ativo do nascimento. A via natural de parto passou a ser tema de discussão e questionamentos, fazendo emergir representações sociais que associam o parto normal à imprevisibilidade e a riscos, elevando vergonhosamente os índices de cesáreas em nosso meio.

O Ministério da Saúde considera o excesso de cesarianas uma epidemia: 84% dos partos na rede privada são feitos por essa via. Na rede pública, o índice é de 40%. Para a Organização Mundial de Saúde, o índice deveria girar em torno de 15%.[3] Em janeiro de 2015, o Ministério da Saúde e a Agência Nacional de Saúde Suplementar (ANS) estabeleceram normas para estimular o parto normal e diminuir a taxa de cesarianas desnecessárias. Entre as medidas aprovadas estão: a obrigatoriedade do cartão da gestante na rede privada; a divulgação, pelos planos de saúde, de seus índices de cesáreas e de partos normais; e o uso do partograma, documento gráfico em que constam todas as informações sobre a evolução do trabalho de parto.[4]

Apesar dessas medidas, a assistência ao parto, marcada pela racionalidade científica, desafia a reflexão consciente e merece uma compreensão ampliada que possa medir e discriminar tanto os benefícios trazidos pela aplicação de novos procedimentos quanto o risco do uso excessivo das intervenções tecnológicas.

Entre mudanças e permanências, é certo que a experiência do parto está diretamente ligada ao futuro da vida reprodutiva da mulher e traz um grande espectro de repercussões definitivas para seu desenvolvimento psicossexual.

Nesse sentido, o nascimento e o trabalho de parto, apesar de serem experiências ancestrais, trazem para o contemporâneo o desafio de pensar múltiplos aspectos a ser integrados: as avaliações médicas objetivas para a desejável segurança da mãe e do bebê podem respeitar as percepções subjetivas, não menos importantes, sobre os significados que cada mulher atribui à experiência do nascimento; o saber da ciência sobre os aspectos biológicos do parto podem integrar-se aos aspectos emocionais de cada mulher e a seu saber, apesar de leigo; os parâmetros e procedimentos voltados para o corpo biológico e biomecânico podem coexistir com a atenção ao corpo sensorial e motor, ao corpo erógeno, sexual e histórico.

O corpo é um tema central quando se discutem gravidez e parto. Ele fica evidenciado nas preocupações estéticas, nas exigências físicas e adaptações orgânicas, na mudança da imagem corporal, nos conflitos com novas sensações e emoções ao longo da gravidez, nas demandas trazidas pelo parto.

O corpo sempre foi – e é – o território onde se inscrevem os valores da cultura, considerando ou inibindo gestos, permitindo ou proibindo comportamentos.

O corpo grávido é a expressão objetiva de uma mulher que se prepara para ser mãe, expressão de um desejo – ou, antes, da potência da mulher para gestar um novo ser, de "fazer gente". Durante a gravidez, é receptividade e criatividade; no trabalho de parto, é um instrumento ativo; no pós-parto, é dedicação e nutrição.

O corpo no ciclo gravidez/parto/puerpério é poesia, "aquilo que eleva, comove e inspira". Esse poema-corpo é escrito em nove meses, sofre mudanças estruturais no parto e se compõe novamente no acolhimento do recém-nascido. Toda mulher faz poesia quando engravida.

O texto poético escrito no corpo de uma mulher nessa fase da vida não pode ser lido rapidamente, como impõe a aceleração do tempo em nossa época; não pode ser lido somente com lentes das mulheres de épocas passadas, não pode ser interpretado de modo superficial com protocolos científicos e parâmetros tecnológicos impessoais. É poema concreto que fala do tempo, da renovação da vida, do futuro do mundo.

No trabalho de parto, é possível observar claramente que o corpo é o território onde se entrecruzam os fatores fisiológicos universais, os traços psicológicos individuais e as particularidades de cada cultura. Cada grávida traz valores familiares e tradições herdadas, saberes e crenças determinantes na relação com o próprio corpo e na direção de suas escolhas. Os aspectos culturais encontram os sinais fisiológicos esperados no trabalho de parto (contrações regulares, dilatação), estimulando sensações corporais que, por sua vez, desencadeiam emoções diversas dentro da dinâmica mental e do amadurecimento psicológico individual (medo, confiança, desconfiança, aceitação, fuga, entrega, irritação). Assim, favorecer e estimular a aproximação com o corpo desde a gestação ampliam a consciência da mulher para as demandas que o trabalho de parto fará à interação corpo-mente-emoção.

O fato de ter consciência da função corporal no trabalho de parto e das exigências psicomotoras impostas pela fisiologia do parto envolve a mulher numa atitude ativa em relação à sua capacidade para trazer seu filho ao mundo.

O trabalho de parto, especialmente, representa para a mulher um período único e riquíssimo em aprendizados inusitados do corpo e de si mesma, na experiência de potência do corpo e de suas capacidades, na vivência de ser mulher. Por isso, parece-nos fundamental que ela seja estimulada e ajudada a entrar em trabalho de parto, que a via de nascimento não seja decidida *a priori* e que ela reconheça no próprio corpo os sinais que indicam o fim do tempo de gestar.

Nessa perspectiva, estamo-nos referindo à importância do parto vaginal como via de eleição para o nascimento, sem deixar de reconhecer que situações de risco para mãe e bebê fazem surgir a necessidade de cesárea. Por isso também o trabalho de parto é essencial, pois obstetra e mãe acompanham juntos condições que podem levar à indicação de cesárea. Permitir que a fisiologia do trabalho de parto se manifeste leva a escolhas de procedimentos que se façam necessários, conduz a decisões mais seguras e fortalece a participação da mulher no processo. Assim é que o cuidado nessa etapa propicia o bom nascimento, seja qual for a via de parto possível em cada circunstância.

É fácil observar que, entre nós, a cultura médica atual é pró-cesárea, ainda que o saber científico indique que tal procedimento cirúrgico, sobretudo antes de iniciado o trabalho de parto, aumenta o risco de sofrimento respiratório no recém-nascido e tem riscos e consequências para a mulher.

Sabemos que as cesáreas bem indicadas fazem parte do cuidado obstétrico e muitas vezes salvam a vida da mãe e do bebê – como na elevação da pressão arterial durante a gravidez e no trabalho de parto (pré-eclâmpsia), nas situações de sofrimento fetal, nas desproporções entre a bacia da mãe e o tamanho do bebê, na má posição do bebê para a saída, na parada da dilatação etc. Uma cesárea bem indicada e bem conduzida pode oferecer melhores condições de saúde para a mãe e o bebê que um parto vaginal traumático ou de risco.

Mesmo sabendo que o Brasil tem a maior taxa de partos cesáreos do mundo, a preferência pelo parto vaginal tem cada vez mais prevalência entre nós. Temos observado um aumento da demanda de parto normal, sobretudo entre mulheres que utilizam o sistema de saúde privado. É nítida a crescente busca de quartos de parto nas maternidades particulares (*delivery-room),* do parto domiciliar/casas de parto de organizações não governamentais ligadas à maternidade ativa.

Entretanto, não basta ter preferência pelo parto normal, pois o trabalho de parto exige a estrutura psicossomática da mulher, sendo por isso necessário que ela se prepare corporalmente durante a gestação e receba acompanhamento durante o processo de nascimento do bebê.

Dessa convicção, vinda da experiência clínica como fisioterapeuta, é que procuro aqui propor novas possibilidades para as mulheres em trabalho de parto, com orientações que libertem a ela e a seu corpo, afastando esse momento tão especial das ideias de dor e sofrimento inevitáveis.

Tendo acompanhado, ao longo de quase 40 anos de prática clínica, milhares de mulheres, aprendi que o trabalho de parto pode ser uma experiência de prazer. Assim, procuro sistematizar e demonstrar a ação psicomotora que torna mais fácil o processo do nascimento.

Essa concepção inclui a presença do fisioterapeuta no trabalho de parto. Apesar de não ser uma prática estabelecida no nosso meio, a exemplo de países desenvolvidos, a inserção desse profissional na equipe obstétrica é um recurso terapêutico para instrumentalizar e mudar o comportamento da mulher. Por meio de seu olhar técnico e de seus instrumentos terapêuticos, o fisioterapeuta pode melhorar ou corrigir a estrutura musculoesquelética da parturiente para as demandas que a esperam. Os conhecimentos atuais da fisiologia osteomuscular e da ligação neural cérebro-corpo-emoção-músculos criam novos caminhos para ajudar a mulher a agir sobre o próprio corpo em trabalho de parto.

No Brasil, a atuação do fisioterapeuta tem sido dirigida sobretudo ao período pré-natal, mas não ao acompanhamento da parturiente em maternidade; as experiências são isoladas, com pacientes de clínica privada ou em maternidades-escola.

Assim é que este livro também se destina aos fisioterapeutas interessados em atuar nesse campo. A técnica e os recursos apresentados aqui são resultado do conhecimento construído na prática clínica e na convicção de que a presença desse profissional é necessária, terapêutica e pode trazer grandes contribuições à assistência ao parto.

Assim, os capítulos aqui presentes foram construídos visando esclarecer minhas ideias sobre o trabalho de parto e a boa ação do corpo.

O primeiro deles, "A fisiologia da mulher e a natureza do feminino", reflete sobre os atributos femininos nesta era de eclosão das biotecnologias, infiltrando na subjetividade da mulher contemporânea novos enunciados sobre gestação e parto.

No Capítulo 2, "A potência da mulher", discuto o poder que a mulher carrega e pode exercer sobre si mesma. A apropriação da potência do feminino é analisada no panorama atual sobre o trabalho de parto, na assistência intervencionista, no excesso de medicalização e no abuso de cesáreas. Comparando as mulheres de ontem e de hoje, questiono o que se ganhou e o que se perdeu na potência do feminino.

O Capítulo 3 aborda o corpo da mulher na perspectiva das múltiplas dimensões presentes na sua organização corporal que se entrecruzam no trabalho de parto. Saliento a importância de o corpo ser visto além da sua materialidade física e biológica, devendo ser compreendido como uma construção da cultura e como campo da experiência pessoal. Reflito também sobre a relação entre corpo, sexualidade e parto, tentando ampliar a discussão sobre a maternidade associada ao corpo erótico e ao prazer sexual feminino. Faço, ainda, uma releitura da famosa dor do parto e aponto instrumentos para conquistar mais prazer durante o processo.

O Capítulo 4 trata especificamente do trabalho de parto enquanto mecanismo, chamando a atenção para o valor dessa experiência para o desenvolvimento do feminino. Abordo as fases da evolução do processo, os fatores de risco e os procedimentos terapêuticos possíveis. Apossando-se dessas informações e orientações, a mulher consegue desenvolver recursos próprios para se entregar à experiência pessoal sem se opor ao processo fisiológico.

Já o capítulo final discute diferenças nas competências da equipe multidisciplinar que pode acompanhar a mulher em trabalho de parto. Salienta a ação específica do fisioterapeuta, detalhando os princípios da coordenação motora e a avaliação fisioterapêutica durante o trabalho de parto, mas não impede que outros profissionais de saúde nem as grávidas se beneficiem da leitura.

Ao final do livro, espero que fique clara minha convicção de que o trabalho de parto pode promover e preservar a experiência feminina de construção da maternidade; que seu acompanhamento deve ser guiado para estimular a liberdade da mulher e suas escolhas; que o corpo ocupa o centro do processo do trabalho de parto; que dar à luz um bebê é um acontecimento sexual e se inscreve na potência do feminino, permitindo ao corpo manifestar a poesia do nascimento.

NOTAS BIBLIOGRÁFICAS

1. CLÉMENT, C.; KRISTEVA, J. *O feminino e o sagrado*. Rio de Janeiro: Rocco, 2001, p. 7.

2. Analgesia: diminuição da sensação de dor. Anestesia: retirada da sensação de dor. Segundo a opção do obstetra, podem ser usadas peridural, raquianestesia ou raqui-peridural.

3. DELLA BARBA, M. "Tabu alimenta 'epidemia' de cesáreas no Brasil". BBC Brasil, 21 jan. 2015. Disponível em: <http://www.bbc.co.uk/portuguese/noticias/2015/01/150119_cesarea_epidemia_mdb_lk>. Acesso em: 19 mar. 2015.

4. Disponível em: <http://portalsaude.saude.gov.br/images/pdf/2015/janeiro/06/ApresentaPARTO-06-01-15.pdf>. Acesso em: 19 mar. 2015.

Capítulo 1

A fisiologia da mulher e a natureza do feminino

"Tenho fases, como a lua
Fases que vão e vem
num secreto calendário."
CECÍLIA MEIRELLES[1]

CONHECER EM PROFUNDIDADE a fisiologia da mulher, isto é, órgãos, sistemas e funções orgânicas exclusivas do sexo feminino, ajuda-nos a compreender a força ativa que estabelece e conserva a ordem natural do seu corpo.

As funções inscritas somente na base biológica da mulher – menstruação, gestação e lactação – caracterizam o ser feminino e distinguem-no radicalmente do ser masculino.

Mesmo neste momento histórico marcado por grandes mudanças na identidade, no comportamento e no modo de viver de mulheres e homens, a constituição fisiológica continua sendo uma referência que distingue os dois sexos.

Nesse sentido, os atributos da fisiologia feminina e a concepção sobre a natureza do feminino precisam ser pensados levando em conta todas as mudanças em curso, sobretudo em virtude da revolução tecnocientífica que vivemos.

A ciência oferece, hoje, possibilidades inimagináveis de ação sobre a fisiologia da mulher e no que costumávamos nomear de natureza do feminino: a fertilização *in vitro*, que gera seres criados em laboratório; os bancos de esperma, que oferecem a possibilidade de gravidez sem vínculo amoroso; a inseminação artificial, que pode levar a gestações múltiplas, em geral de risco; a manipulação genética, que pretende criar vida artificial e clonagem...

Assim, é fundamental refletirmos sobre as promessas milagrosas das biotecnologias que marcam nosso tempo. Criadas para enfrentar limites e limitações da fisiologia feminina, precisam ser pensadas e avaliadas não só no presente, mas também nos seus desdobramentos para o futuro, na medida em que gravidez e parto comprometem "para o bem e para o mal" o devir humano.

O fato é que o corpo feminino, mais do que o masculino, tem sido objeto da experimentação das ciências e alvo de constantes intervenções na sua fisiologia e natureza biológica.

Os avanços no conhecimento da biologia molecular, da genética, das neurociências, da farmacologia, das nanotecnologias e da tecnologia da informação oferecem um manancial de novas descobertas, escla-

CAPÍTULO 1 **A fisiologia da mulher e a natureza do feminino**

recem, calculam, diagnosticam, predizem, executam, mas é preciso pensar na reverberação disso tudo no nível da experiência humana.[2] Até que ponto as mulheres de fato compreendem os desdobramentos de tais intervenções e têm consciência deles?

Fazem parte dos "tratamentos" médicos oferecidos hoje: a interrupção do ciclo menstrual, tratado como um sangramento perturbador e inútil; as transformações plásticas radicais do corpo, respondendo a utopias de perfeição da forma; a ideologia do corpo eternamente jovem, mantida com muita intervenção médica e farmacológica; a reprodução assistida, na pressa para engravidar dentro de um planejamento racional e onipotente; a escolha do parto cesáreo, sob a promessa de menor risco e falsos conceitos a respeito do parto normal e da lesão perineal; o excesso de medicalização do parto, induzida pela insegurança da capacidade do próprio corpo etc. Soma-se às intervenções biotecnicistas o estímulo constante a uma vida "antidepressiva", sem os conflitos e as alterações de humor próprios dos ciclos hormonais femininos. Como não refletir sobre os desdobramentos dessas intervenções no futuro?

> Mudar o funcionamento de órgãos, prolongar a vida por meios artificiais, confundir o corpo humano com suas próteses são feitos tão banais que nem mesmo sabemos se ao usar a palavra "humano" ainda nos referimos a uma realidade reconhecível por meio de nossos instrumentos conceituais.[3]

É otimismo ingênuo supor que as tecnologias dependam apenas da engenhosidade humana ou considerar as biotecnologias capazes de promover qualquer substituição que se mostre necessária.[4]

O poder da ciência sobre a fisiologia humana em geral, e sobre o corpo da mulher em particular, impõe repensarmos o uso e o valor atribuídos à natureza biológica feminina na modernidade.

Ainda que a anatomia humana seja universal, a experiência, além de ser singular, é particular a cada meio cultural. Além disso, viver em sociedade cria rituais, normas e códigos do que é permitido/proibido, estimulado/reprimido, aceito/condenado em relação ao corpo feminino, facilitando ou dificultando a expressão de sua natureza. Assim, é inevitável que os enunciados científicos atuais exerçam influências na subjetividade feminina.

Os avanços do saber científico em prol da saúde são inquestionáveis; porém, todo esse conhecimento não é absoluto nem desqualifica outros conhecimentos; acertos e erros fazem e farão parte, de um lado, da busca da ciência e, do outro, do desejo da mulher contemporânea de integrar velhos e novos aspectos da identidade sexual feminina.

Nesse sentido, algumas questões se impõem: que tipo de mundo estamos gestando? Que elementos ainda determinam a natureza do feminino? Que parâmetros da potência da fisiologia feminina devem continuar a ser respeitados? Como pensar o limite da intervenção médica e biotecnológica? Que indicadores usar para reconhecer a saúde física e mental da mulher?

A NATUREZA DO FEMININO

A PALAVRA "NATUREZA" vem do verbo latino *nascor*, nascer; significa aquilo que é primordial, não determinado pelo pensamento e que produz um sentido por si só.

É da natureza da mulher menstruar, gestar, dar à luz, amamentar... Ser constituída de um vazio uterino que pede preenchimento (e sangra quando não é preenchido), trazendo em si a capacidade de fecundar e nutrir o novo, portadora que é da renovação constante da vida. Independentemente da etnia, da influência sociocultural e da aceitação dessa realidade física e existencial, é assim que as mulheres são constituídas.

É próprio da natureza da mulher secretar hormônios que desencadeiam, guiam e mantêm essas funções, além de conferir características ao sentir, agir, reagir e pensar próprios do ser feminino. A capacidade de realizar várias tarefas ao mesmo tempo, de cuidar de diferentes assuntos com criatividade, como é facilmente observável em mulheres na nossa cultura, está associada à produção de estrogênio – hormônio exclusivamente feminino que permite às células nervosas criar mais

CAPÍTULO 1 **A fisiologia da mulher e a natureza do feminino**

sinapses, tornando a mulher muito adaptável.[5] Hoje, por meio de estudos sobre cérebro e emoções, sabe-se que o comportamento materno de apego e a capacidade de estabelecer vínculos de confiança (tão mais observados em mulheres) estão ligados à produção de ocitocina, hormônio produzido em altas doses no corpo feminino.[6, 7]

Para a fêmea humana, é natural – mas nem sempre fácil – menstruar e parar de menstruar, gestar e não gestar, dar à luz e se envolver na nutrição do recém-nascido. O que chamamos de comportamento materno é intrínseco à natureza saudável do feminino, em medidas diferentes para cada mulher e em concepções e moldagens diversas em cada cultura.

O que nomeamos como comportamento maternal identifica gestos de cuidado e atenção com o outro em mulheres e homens, em mães biológicas ou espirituais e em cuidadores profissionais em geral, mas advém dos modelos de maternagem[8] da natureza feminina.

No processo de desenvolvimento, cada mulher vive, com base em sua fisiologia, mudanças, formas e intensidades diferentes em cada fase do viver: na menina, a natureza do feminino é um potencial latente que estará submetido aos modelos e às concepções do seu meio sociocultural, valorizando ou enfraquecendo os atributos do feminino; a jovem, a partir da primeira menstruação, experimenta a força da sua energia sexual e pode colocá-la a favor ou contra a sua natureza, dependendo do contexto em que vive; na fase madura, o feminino é multifacetado e manifesta-se em várias direções – mãe, profissional, dona de casa, esposa, filha, irmã, amiga; a mulher idosa colhe os frutos de suas escolhas e pode brindar à vida com a sabedoria do vivido e/ou refazer escolhas guiada pela natureza do feminino, mais livre nesse período.

Nesse processo do desenvolvimento, esse percurso não é linear, tampouco vivido só na saúde, mas queremos salientar que os elementos constitutivos da mulher – ovários, trompas, útero, vagina –, somados à orquestra hormonal dos mensageiros bioquímicos femininos, principalmente os estrogênios, a progesterona, a prolactina e a ocitocina –, constroem a natureza do feminino.[9] Cada mulher descobrirá os múltiplos aspectos dessa natureza em sua base fisiológica, em paralelo à experiência de seu desenvolvimento psicossocial.

A natureza do feminino confere à mulher uma organização interna cíclica e mutável. Os ciclos menstruais, os períodos de gravidez e de lactação e a menopausa constroem vivências profundas na mulher e aspectos fundamentais da identidade feminina e da feminilidade. Há ciclos de produzir e ciclos de gestar, esperar; ciclos de procura inquieta e de colheita e quietude; num mesmo mês, períodos de euforia, esperança, desânimo e frustração; num mesmo dia pode-se passar de receptiva e tolerante a indignada e agressiva; numa mesma vida, múltiplas facetas são descobertas. A natureza do feminino é inquieta, criativa e pede novos sentidos e direções.

Por sermos seres de pensamento e de linguagem, com meios de acesso ao inconsciente e ao poder estruturante da consciência, podemos realizar, alterar, aprimorar ou negar a base natural que nos é dada. Porém, como a ciência se apresenta como um saber maior, de controle sobre o natural, o vínculo da mulher com sua natureza está, nos dias atuais, bastante fragilizado.

A cultura tecnocientífica tem forjado conceitos para fazer crer que a natureza é falha e apenas por meio do aporte tecnológico e farmacológico pode-se manter o equilíbrio orgânico.[10] Assim, os saberes vindos da natureza do corpo feminino deixaram de ser valorizados na construção da identidade de gênero e no papel social da mulher moderna, principalmente nas gerações mais novas dos grandes centros urbanos. Além disso, falar dessa natureza feminina pode parecer um retrocesso a antigas prisões, como já o foi a maternidade, colocando em risco as liberdades conquistadas.

Sem dúvida, as inúmeras iniciativas e ações de libertação do poder patriarcal geraram o movimento social mais significativo das últimas décadas. Após os anos 1970, as vitórias foram visíveis: o aumento maciço das mulheres no mercado de trabalho, a independência financeira, a anticoncepção, a conquista do planejamento familiar, a liberdade sexual e a crescente autonomia pessoal. As mulheres adquiriram um poder sem precedentes na história da humanidade. Sua imagem tradicional (passiva, dependente, sem formação intelectual, sem profissão) foi se apagando aos poucos, dando lugar a outra, mais viril.[11]

CAPÍTULO 1 **A fisiologia da mulher e a natureza do feminino**

Os rumos do feminismo propiciaram a libertação de inúmeras mulheres, mas também criaram dificuldades para várias outras. A luta pela igualdade de papéis no espaço público e privado promoveu direitos trabalhistas, favoreceu que muitos homens desenvolvessem a paternidade e assumissem o seu feminino cooperativo, mas gerou conflitos em mulheres que não sentiam (e não sentem) como função inferior a vida doméstica e a maternagem – além de não se identificarem com o espaço competitivo do mercado de trabalho.

A negação da base biológica na construção da identidade de gênero, pregada pelos movimentos pró-igualdade entre homem e mulher, pode ter ajudado a desenvolver facetas masculinas e femininas em ambos os gêneros, mas ao condenar o instinto materno, como natureza feminina, gerou impedimentos para a vivência plena da maternidade em muitas mulheres e/ou o esvaziamento da identidade em outras.[12]

As mães das mulheres que hoje se encontram em fase reprodutiva pertencem a essa geração da década de 1970.

Por isso, no fluxo contínuo da evolução pessoal e coletiva, é fundamental que as importantes conquistas do movimento feminista sejam reavaliadas com profundidade. Nesse sentido, discute-se, inclusive, que o comportamento maternal, longe de oprimir, segregar e excluir a mulher, pode constituir um modelo universal para a alteridade e o fundamento da ética.[13]

Winnicott descreveu um aspecto do instinto materno, observado nos últimos meses de gravidez e mantido após o parto, que chamou de "preocupação materna primária". Tratar-se-ia de uma condição psicológica muito especial da natureza feminina na qual a sensibilidade aumentada da mulher que se torna mãe a faz capaz de identificar-se com o bebê, providenciando aquilo de que ele necessita. A "mãe suficientemente boa" envolve-se totalmente com o recém-nascido e adapta-se às suas necessidades, tornando-se apta a compreender e cuidar efetivamente dele ao mesmo tempo que conserva seu lugar adulto.[14]

Esse comportamento sensível da mãe – que todos já tivemos a oportunidade de observar – não tem relação com sua inteligência nem com seu nível sociocultural, não se aprende em cursos ou palestras: faz parte da revelação da natureza do feminino, da experiência de cada mulher de como foi tratada quando bebê e da sua capacidade de estabelecer vínculos de intimidade e de responsabilidade.

Embora a "preocupação materna primária" seja um estado que emerge naturalmente com a maternidade, muitas mulheres não conseguem identificar-se com o bebê, encontram-se afastadas da própria natureza ou não estão amadurecidas para as exigências da maternagem. São mães que, apesar de presentes, cuidam do bebê com regras preestabelecidas intelectualmente, sem a comunicação profunda e silenciosa que a intimidade traz.[15]

Também é comum, em mulheres que se afastam da sua natureza, delegar integralmente os cuidados com o bebê, terceirizando o papel de mãe, mesmo quando não se dedicam a uma atividade profissional; outras vivem menos conflitos na identidade profissional do que com a maternidade e justificam assim a necessidade de voltar rapidamente ao trabalho.

A saída da mulher do mundo doméstico e sua entrada no mercado de trabalho, construído sobre valores do sistema produtivo capitalista (simbolicamente masculinos), levaram-na a agregar à sua base biológica e à sua estrutura psíquica aspectos masculinos que podem distanciá-la da sua natureza. Talvez esteja aí o desafio atual da mulher: ampliar a consciência com base na sua natureza e não a negação do feminino em prol de modelos masculinos; integrar novas atribuições sociais sem deixar de agregar o modo particular do feminino de ser, estar e atuar no mundo.

NATUREZA FEMININA E IDENTIDADE

A IDENTIDADE SEXUAL feminina ontologicamente agrega a tarefa da reprodução e da conservação da vida, mas a gestação e o exercício da maternidade passaram a ser escolhas, não sendo hoje as únicas vivências que determinam a autoimagem feminina. As mulheres com infertilidade ou que não desejam engravidar não são menos femininas, assim como aquelas na pós-menopausa.

Da mesma forma, a liberdade das mulheres não precisa se fundamentar na negação da maternidade. Ter filhos responde à apropriação da capacidade fisiológica da mulher e representa a fertilidade que o encontro com o homem pode gerar. Porém, responder à capacidade da fisiologia feminina de criar e gestar a vida não se faz só na forma de bebês.

O uso criativo da natureza feminina demanda, primeiro, gestar a si mesma como mulher adulta capaz de ter autonomia, sem deixar de envolver-se em relações de interdependência; implica também um olhar próprio sobre as coisas e sobre o mundo, formulações novas e ações transformadoras para o contínuo movimento da vida. Assim, não engravidar concretamente não significa ser estéril de criação em todos os outros níveis que a natureza do feminino promove.

Ao contemplar a mulher com um vazio uterino, a fisiologia feminina pode lhe proporcionar a experiência real e simbólica do preenchimento, permitindo-lhe a receptividade – e não a passividade. Ao vivenciar a amamentação, a natureza feminina realiza o gesto de nutrir o outro – não como submissão, mas como acolhimento.

Assim, é hora de a mulher refletir sobre valores impostos pela opressão patriarcal que moldaram comportamentos e ainda geram reações prejudiciais à sua natureza.

A possibilidade de engravidar toca profundamente características do feminino, que gera a semente, investe no embrião e confia no resultado muito antes que todos possam ver a obra concreta realizada.

NOTAS BIBLIOGRÁFICAS

1. MEIRELLES, C. "Lua adversa". In: *Obra poética*. Rio de Janeiro: Nova Aguilar, 1997, p. 197.

2. NOVAES, A. "Entre dois mundos". In: NOVAES, A. (org.). *A condição humana – As aventuras do homem em tempos de mutação*. São Paulo: Sesc/Agir, 2009, p. 9-35.

3. BIGNOTTO, N. "A contingência do novo". In: NOVAES, A. (org.). *A condição humana – As aventuras do homem em tempos de mutação*. São Paulo: Sesc/Agir, 2009, p. 221-40.

4. Bignotto, N. *op. cit.*

5. Berenstein, E. *A inteligência hormonal da mulher.* Rio de Janeiro: Objetiva, 2001.

6. Jones, R. *Memórias do homem de vidro – Reminiscências de um obstetra humanista.* 2. ed. Porto Alegre: Ideias a Granel, 2008.

7. Badinter, E. *Rumo equivocado.* Rio de Janeiro: Civilização Brasileira, 2005.

8. Segundo o psicanalista e pediatra inglês Donald Winnicott, trata-se do ato de cuidar do bebê de maneira boa e protetora. Winter, T. R. "Maternagem: conceituação específica". In: Winter, T. R.; Duvidovich, E. *Maternagem: uma intervenção preventiva em saúde.* São Paulo: Casa do Psicólogo, 2004, p. 35-42.

9. Berenstein, E., *op. cit.*

10. Jones, R., *op. cit.*

11. Badinter, E., *op. cit.*

12. Idem.

13. Idem.

14. Dias, E. O. *A teoria do amadurecimento de D. W. Winnicott.* Rio de Janeiro: Imago, 2003.

15. Boff, L.; Muraro, R. *Feminino e masculino – Uma nova consciência para o encontro das diferenças.* Rio de Janeiro: Sextante, 2002.

Capítulo 2

A potência da mulher

"O poder corresponde à
habilidade humana não apenas para agir,
mas para agir em concerto."
Hanna Arendt[1]

A POTÊNCIA DO feminino ou o poder pertencente à mulher precisa ser entendido não como soberania, instrumento de competição com o gênero masculino ou alguma forma de dominação sobre o outro. Acreditamos, como tantos pensadores, que no processo de amadurecimento individual as diferenças biológicas entre os sexos se ordenam à reciprocidade e à complementaridade[2].

Definimos "potência" como capacidade de realização da mulher com base em suas fontes originais, aquilo que está inscrito em dada existência como vocação não suprimível para tornar-se realidade presente, como "a identidade virtual do ser"[3].

A potência do feminino refere-se ao poder da mulher sobre si mesma, contando com as aptidões inatas da sua fisiologia, no contínuo processo de desenvolvimento emocional e amadurecimento psicossocial. A autonomia em relação a si mesma é que conduz a mulher ao verdadeiro poder e à liberdade de decidir sobre suas ações.

Os conceitos de independência, poder pessoal e liberdade são fundamentais hoje, quando se pensa em saúde da mulher.

O próprio conceito de "promoção da saúde" é tido como o "processo de ampliação da autonomia pessoal para aumentar o exercício ativo de si, o controle da saúde e, consequentemente, a apropriação do poder, o *empowerment* "[4].

A realização da potência feminina tem uma dimensão ativa de desenvolvimento para todo o gênero, como observamos na ação de tantas mulheres em movimentos sociais de transformação, em conquistas de representação política, na luta pelos direitos sexuais e reprodutivos. A história registra muitos exemplos da contribuição de mulheres pioneiras que, no exercício de sua potência, deixaram valiosos legados.

Ao efetivar a própria potência, cada indivíduo contribui para o desenvolvimento de todos; a evolução da humanidade se dá concomitantemente no individual e no coletivo.[5] Nossa reflexão recai, portanto, sobre a potência da mulher grávida, levando em conta a comparação entre as mulheres de gerações passadas e as atuais, e nas perspectivas que se desenham para o futuro. Como diz Eric Hobsbawm, "o passado é uma dimensão permanente na condição humana, um componente inevitável nos valores e padrões da sociedade, uma ferramenta de análise para entender as mudanças constantes de costumes e comportamentos"[6].

Observando a condição da mulher moderna (ou pós-moderna, como querem alguns), em particular durante a gravidez e o parto, podemos nos perguntar: no processo de libertação e emancipação, perderam-se a sabedoria e a potência para realizar o poder de seu organismo para dar à luz? A revolução tecnocientífica que vivemos e o poder das biotecnologias devem controlar a natureza feminina a ponto de alterar fenômenos naturais do corpo da mulher? O saber científico responde por todos os outros e sobrepõe-se ao desejo irracional, misterioso e sagrado de querer ter filhos? São questões que nos parecem pertinentes quando comparamos presente e passado, quando almejamos discernir o poder de controlar do poder de ser e viver a própria potência.

É indiscutível e muito valorizada na nossa cultura a potência da mulher para gerar a vida, mas bem menos reconhecida a importância do trabalho de parto e do parto ativo como expressão de potência do feminino. Como o conhecimento do mecanismo do trabalho de parto evoluiu muito e o saber técnico do obstetra pode dominar o processo, faz-se crer que o período que antecede o nascimento do bebê não tem valor. Nessa fase, porém, mãe e bebê preparam-se para se separar dos nove meses que viveram em simbiose e estabelecer um novo encontro olho no olho. O corpo precisa de um período para mudar a função e abrir as portas de passagem; a mulher precisa desse tempo para aprender, compreender e ceder passagem à experiência.

O TRABALHO DE PARTO

NA PERSPECTIVA DA fisiologia, o processo de trabalho de parto é natural para o organismo materno, pois emerge da aptidão (potencial) que o corpo feminino tem para realizá-lo.

"Natural" não significa simples nem fácil. Refiro-me a um atributo inato ao corpo feminino, que segue a ordem regular da fisiologia, sendo possível enquanto potência.

As funções naturais do organismo exigem cuidados constantes para seu bom funcionamento e pedem um aprendizado contínuo a seu respeito para preservar a saúde do corpo. Assim, o processo natural do trabalho de parto demanda recursos internos e externos, objetivos e subjetivos de cada mulher, despertando-a para a própria potência de realizá-lo e trazer ao mundo um novo ser.

Da experiência clínica e pessoal, sabemos que a mulher, quando confiante no poder que lhe confere sua fisiologia, consciente da "dor e da delícia de ser o que é" (já disse Caetano Veloso), entrega-se ao trabalho de parto e enfrenta-o pela via natural, sente que o corpo que foi capaz de fecundar e gestar é potente para dar à luz. Ela sabe que precisa de ajuda e suporte, mas não de intervenções que lhe roubem a potência do feminino.

Na natureza, alternam-se manifestações harmônicas e caóticas, com e sem explicação. Da mesma forma, também no trabalho de parto podem aparecer situações que perturbem a ordem natural: sensações e emoções desconhecidas da própria mulher que a desorganizam; dificuldades na atividade uterina, na dilatação ou na expulsão, que colocam mãe e bebê em risco; outras situações imprevistas que exigem intervenções da assistência.

Assim, nas mais diferentes culturas, o trabalho de parto sempre necessitou de cuidados e ajuda especial, fosse para acompanhar quando tudo corre bem, fosse para socorrer nas dificuldades ou intervir nas intercorrências de risco.

Porém, hoje, a assistência hospitalar ao parto organizou o acompanhamento em procedimentos muitas vezes baseados nas necessidades das instituições e não das parturientes.[7] Por isso, o trabalho de parto vem sendo objeto de muitos questionamentos de mulheres e profissionais de saúde preocupados com o excesso de ações intervencionistas. Inúmeras condutas e controvérsias estão em pauta: discute-se sobre o que deve ser deixado à ordem do natural e o que significam interven-

CAPÍTULO 2 **A potência da mulher**

ções obstétricas necessárias; que práticas do passado devem ser mantidas, baseadas em evidências, e que outras devem ser abandonadas; que tecnologias são apropriadas e respeitam a fisiologia feminina; que procedimentos estão baseados em efetividade e segurança; a polêmica do parto domiciliar como alternativa para uma assistência mais pessoal e menos intervencionista etc.

O "discreto charme da cesariana" vem impondo mensagens e construindo ideias tão malformadas e suspeitamente organizadas – tanto pelos que as emitem como pelos que as recebem – que a assistência ao parto é tema recorrente de debates.[8] Porém, é fundamental que a busca de novos caminhos, a chamada "área alternativa", não seja somente uma volta ao passado, uma pré-ciência – o mais importante é que haja uma integração de conhecimentos pós-ciência.[9]

Na realidade brasileira, a assistência ao parto tem tratado como ultrapassados os conhecimentos das próprias mulheres de gerações passadas, seus saberes instintivos e os ensinamentos passados de mãe para filha que facilitavam o enfrentamento do trabalho de parto e o nascimento por via vaginal. Hoje, grassa a perda de autonomia e da autoconfiança da mulher na hora de dar à luz pela via natural.

É certo que o aumento dos partos cesáreos tem relação direta com o atendimento das gestantes feito por médicos especialistas em ginecologia e obstetrícia[10], indicador importante do modelo de atenção intervencionista no processo fisiológico do trabalho de parto.[11]

Ao lado do crescente número de cesáreas, aumentam também os índices de nascimentos prematuros.[12] Sabe-se que a interrupção da gravidez antes de iniciado o trabalho de parto (cesáreas marcadas) gera quatro vezes mais necessidade de oxigenoterapia e ventilação mecânica nos recém-nascidos, que não conseguem manter-se respirando em ar ambiente, isto é, nascem com sofrimento respiratório[13, 14]. Portanto, a crença de que existe mais segurança na cesárea do que no parto normal não se sustenta em evidências científicas.[15]

Como refere editorial de 2005 da *Revista Brasileira de Ginecologia e Obstetrícia*[16], "não há nenhuma dúvida de que, mesmo que desnecessária ou mesmo que contenha maior risco para a mãe ou para o neonato, uma cesariana eletiva tem muito menor risco para o obstetra".

Portanto, apesar de os dados científicos mostrarem que o parto vaginal se associa a menores riscos em todos os parâmetros, a assistência obstétrica está dominada pelo modelo organizacional das cesáreas, seja porque as escolas e residências médicas não desenvolvem as habilidades necessárias para o manejo do trabalho de parto e estimulam a técnica cirúrgica, seja porque é mais fácil aprender a fazer cesarianas e leva menos tempo do que o acompanhamento do parto normal.

Porém, a "epidemia de cesáreas" em curso no Brasil acontece paralelamente a uma tendência mundial de resgate do parto vaginal. Estudos em nosso meio mostram que este tem sido valorizado por muitas camadas sociais, como processo natural, como parte da experiência da mulher para "tornar-se mãe", como vivência importante no desenvolvimento da genitalidade e como exercício de independência, significativo para o psiquismo da mulher.[17, 18, 19, 20]

Nesse sentido, defendemos um acompanhamento que respeite o tempo fisiológico e emocional de cada mulher e seu desenvolvimento psicossexual para favorecer a experiência emancipadora do trabalho de parto. Por isso, é preciso diferenciar acompanhamento de assistência ao trabalho de parto. Em geral esses termos são usados como sinônimos, porém não o são.

Acompanhar, por definição, significa seguir a mesma direção, ir junto. Assistir quer dizer dar proteção, amparo, auxílio, prestar socorro. Essas diferenças conceituais muito próximas designam gestos e ações distintos em relação ao trabalho de parto.

Acompanhar esse processo significa confiar e ter como parâmetro o processo fisiológico da parturição, a potência do feminino, o poder do corpo da mulher para parir, seguindo a direção que cada uma quer ou pode dar à sua experiência.

Entretanto, à medida que o parto passou a ser um fato médico e hospitalar, o acompanhamento do trabalho de parto ficou submetido à assistência profissional especializada – de obstetras, enfermeiros etc. –,

CAPÍTULO 2 **A potência da mulher**

que acaba se sobrepondo ao acompanhamento de que cada mulher necessita. As intervenções são preestabelecidas e guiadas por objetivos da assistência industrializada com fins de resolução apressada do parto, o que enfraquece a potência do feminino.

Trata-se de pensar no acompanhamento do trabalho de parto não só do ponto de vista do *fazer*, gerado pelo conhecimento técnico-científico, mas do *como fazer*, guiado pela relação entre profissional de saúde e parturiente.

ESTIMULANDO A POTÊNCIA FEMININA

A POTÊNCIA DO feminino para viver o trabalho de parto é constitutiva de toda mulher e só precisa ser valorizada para se manifestar. Estimular essa potência demanda, em primeiro lugar, conhecer e confiar na capacidade da mulher de colocar seu corpo, suas emoções e sua estrutura mental a serviço do parto, isto é, "deixar" seu bebê nascer; em segundo, promover o despertar de tais capacidades por meio de orientações e de recursos terapêuticos que fortaleçam sua autonomia e os saberes de seu corpo; em terceiro, ajudá-la a desenvolver ou construir as habilidades do corpo e de si mesma especificamente durante o trabalho de parto.

A assistência profissional que daí decorre não pretende socorrê-la de nenhum perigo, nem centrar-se apenas no monitoramento de riscos, mas dirigir o olhar e o foco do acompanhamento do trabalho de parto, primeiramente, aos parâmetros saudáveis do processo.

Nessa perspectiva, o acompanhamento incentiva a mulher a manter-se consciente no processo, descobrindo em si e no seu corpo o que pode ousar, experimentar, e também o que não pode, aceitando possíveis limites da fisiologia, ganhando liberdade para enfrentar e ter prazer com a experiência do trabalho de parto, contrapondo as formulações atuais da incompetência dos recursos corporais e emocionais da mulher moderna para dar à luz naturalmente.

Segundo essa visão, a assistência profissional divide poderes e responsabilidades, eliminando a infantilização da mulher e a hierarquia na relação paciente-profissional de saúde. Os desconfortos, a insegurança, a percepção de dor, os medos, as alegrias e as emoções que emergem durante o processo, quando expressos de modo livre, sem julgamentos nem preconceitos dos profissionais de saúde, integram emoção e corpo, sensação e consciência – ampliando a experiência de cada mulher e favorecendo o apoio que o profissional pode oferecer.

O uso da linguagem adequada e da interação verbal é decisivo para a interação e o suporte individualizados que se podem oferecer à mulher em trabalho de parto. Isso, claro, desde que seja uma escuta atenta, baseada nos referenciais psicossociais da mulher e não no repertório moral do profissional de saúde.[21] Trata-se de manter uma atitude profissional humanizada de respeito ao gênero feminino, questionando os valores instrumentais masculinos tão presentes na assistência obstétrica atual. O acolhimento da individualidade de cada mulher significa devolver a ela o centro do processo, a direção do uso dos recursos terapêuticos disponíveis e a decisão compartilhada de procedimentos que se façam necessários – resgatando a importância do trabalho de parto, recuperando as indicações verdadeiras de cesárea e retirando o parto normal do lugar perigoso em que foi colocado.[22]

Queremos crer que a assistência ao trabalho de parto esteja caminhando para um modelo de acompanhamento que priorize a qualidade da atenção prestada e, ao mesmo tempo, o emprego das tecnologias comprovadamente benéficas, sem superestimar seus benefícios nem negar os efeitos adversos das intervenções.[23]

O grande desafio atual é dar o devido valor tanto aos potenciais benefícios quanto aos potenciais danos das intervenções vindas das tecnologias leves ou pesadas[24]. Apenas o diálogo honesto entre profissionais e pacientes poderá promover uma integração entre o saber da ciência e o saber da mulher para gerar o nascimento seguro.

CAPÍTULO 2 **A potência da mulher**

MULHERES DE ONTEM E DE HOJE EM TRABALHO DE PARTO

Observando as mulheres de ontem, fica claro o poder que elas detinham sobre o próprio corpo em trabalho de parto; já nas mulheres de hoje, é evidente a presença da obstetrícia tecnológica e do poder médico sobre o processo.

No mecanismo fisiológico, o trabalho de parto tem os mesmos parâmetros para todas as mulheres, culturas e etnias; na perspectiva histórico-cultural, ele é sempre particular para cada meio social – daí ser revelador observar no comportamento das mulheres de ontem e de hoje formas distintas de enfrentamento, de aceitação ou de negação de aptidões femininas.

O fato é que, tanto para as mulheres de ontem como para as de hoje, o mecanismo de trabalho de parto mantém suas características universais e imutáveis: atividade uterina (contrações), dilatação cervical e expulsão fetal. Conhecemos mais sobre esse processo atualmente do que no passado; por outro lado, as parturientes de hoje participam dele de forma menos ativa.

Até o século XVIII, era comum entre as mulheres de praticamente todas as culturas ter maior aceitação da fisiologia do próprio corpo para o parto vaginal, manter-se em movimento durante o trabalho de parto, preferir a via natural – sem lutar contra ela –, ser auxiliada por mulheres experientes da sua rede social e confiar no saber feminino.[25, 26]

Nesse sentido, as mulheres de ontem e de hoje se comportam de modo distinto em relação ao valor atribuído ao parto natural, à capacidade e às habilidades do corpo para enfrentar o processo de trabalho de parto sem pressa nem hora marcada e a valorização da própria potência no parto ativo.

Antes dos preciosos conhecimentos da fisiologia, do surgimento das biotecnologias e dos recursos farmacológicos da obstetrícia moderna, as mulheres de ontem davam à luz enfrentando o trabalho de parto com saberes vindos do próprio corpo e da cultura familiar. Como hoje, havia partos bons, sem complicações, e imprevistos obstétricos. A ajuda vinha da parteira ou de mulheres da família que, com base na própria experiência, passavam umas às outras orientações de como se comportar e procedimentos que facilitavam o processo. Além disso, acompanhavam o processo fisiológico do nascimento, aguardando o ritmo e o tempo da dilatação e da descida do bebê.

O acompanhamento do trabalho de parto não tinha o objetivo de fazer pela mulher algo que seu corpo era capaz de realizar. Tratava-se de uma atividade feminina: mulheres com saber e experiência, solidárias na experiência de parto da outra mulher. Era uma aliança de gênero. O parto propiciava uma intensa experiência corporal e emocional que fortalecia as mulheres.[27]

As mulheres de ontem escolhiam manter-se ativas e em movimento durante o trabalho de parto e alternavam em posições verticais: em pé, sentadas, de cócoras, ajoelhadas, escolhendo a melhor postura para o momento. Experimentavam também a posição deitada na horizontal ou de lado, ou deitavam semi-inclinadas, descobrindo como aliviar a sensação das contrações e facilitar a dilatação.

Registros sobre a atitude ativa da mulher em trabalho de parto e o uso de posições verticais são encontrados em sociedades primitivas, em culturas orientais e ocidentais, até o final do século XVII. A posição da parturiente deitada no leito durante o trabalho de parto não era comum. A partir daí as práticas obstétricas foram sendo incorporadas pelos médicos; primeiro pelos cirurgiões, para resolver anomalias, depois pelos obstetras, determinando condutas.

Já as mulheres de hoje escolhem a imobilidade no leito – ou são submetidas a ela –, permanecem deitadas na horizontal (decúbito horizontal) ou de lado (decúbito lateral) e dão à luz em posição ginecológica. A posição horizontal e a ginecológica são excelentes para os procedimentos obstétricos, mas não para as exigências do trabalho de parto. Manter a parturiente imóvel no leito resulta em trabalhos de parto mais longos, em dificuldades na rotação da cabeça do bebê e em mais uso de analgésicos, pois a sensação de dor fica aumentada.[28, 29, 30]

A posição ginecológica ou litotômica, instituída para facilitar as manobras obstétricas de assistência ao parto, introduziu-se na cultura

CAPÍTULO 2 **A potência da mulher**

ocidental e pouco a pouco a postura ativa da parturiente foi sendo substituída pela imobilização no leito.

No século XVII, o obstetra francês François Mauriceau[31] ficou conhecido como o introdutor do parto em posição ginecológica, em substituição à posição vertical, usada anteriormente. A partir daí, a cultura assimilou aos poucos essa postura e a influência se estendeu para o trabalho de parto.[32]

Assim, as mulheres de hoje são orientadas a permanecer no leito e se movimentam muito pouco; fazem uso precoce da analgesia, que limita a locomoção e a verticalidade; delegam suas escolhas na condução do trabalho de parto a médicos, cujas decisões são tidas como mais seguras – aceitando protocolos preestabelecidos, como o uso da ocitocina para acelerar as contrações e o rompimento artificial da bolsa das águas para tornar a descida do bebê e a dilatação mais rápidas. Vale lembrar que o uso da ocitocina pode ser muito útil para normalizar o ritmo das contrações e facilitar o parto normal, assim como outros procedimentos médicos são eficazes na facilitação do processo de trabalho de parto, diminuindo riscos e protegendo mãe e bebê.

Estamos nos referindo ao excesso de intervenções e aos abusos vindos do saber científico que manipulam e controlam o corpo feminino, desqualificando a condição de adulta da mulher, capaz de ter ou criar recursos para enfrentar o trabalho de parto. Tendo como parâmetro o processo fisiológico, ficam eliminados as condutas padronizadas e os procedimentos previamente estabelecidos; ao contrário, deve-se priorizar o acompanhamento que autoriza a mulher a experimentar as habilidades do próprio corpo, ajudando-a a viver sensações desconhecidas e emoções difíceis, assegurando-a da sua potência.

Observa-se claramente que a entrada em cena dos médicos e de suas intervenções marginalizou a mulher na tomada de decisões, tornando o parto um acontecimento médico e o trabalho de parto um período repleto de intervenções – ou sem importância, como nas cesáreas pré-marcadas, tão prevalentes hoje.[33]

Das mulheres atuais, poucas têm demonstrado independência nas suas escolhas em relação ao trabalho de parto para discutir condutas obstétricas e dar liberdade ao corpo. Uma porcentagem pequena escolhe, espontaneamente, manter o corpo em movimento, deambular ou ficar em posição vertical; porém, quando são autorizadas, orientadas e encorajadas, preferem andar ou ficar em pé e experimentam mudar várias vezes de posição, numa mobilização natural durante o trabalho de parto.[34, 35]

Manter-se na vertical e em movimento durante o trabalho de parto para elas hoje em dia significa um novo aprendizado, uma mudança de paradigma, uma reconquista das habilidades do próprio corpo. Embora tenham liberdade pessoal, sexual e social, estas não se manifestam na liberdade corporal para dar à luz.

Vemos, de um lado, dificuldades entre as mulheres para se instrumentalizarem com independência ao parto vaginal; de outro, resistências entre obstetras, enfermeiras e obstetrizes para aceitar as evidências e o poder do corpo no trabalho de parto; e, ainda, carência de fisioterapeutas nas equipes obstétricas para orientar a melhor mobilidade.

Todas as mulheres que se movimentam durante o trabalho de parto, todos os profissionais que defendem e estimulam a movimentação da parturiente em posturas verticais e todos os estudos nessa linha atestam melhores resultados:

›   Trabalho de parto mais curto, pois as contrações ficam mais regulares, coordenadas e eficientes em posições verticais; consequentemente, menor necessidade de ocitocina.[36, 37, 38, 39]
›   Menos uso de analgésicos e de anestesia – as parturientes referem menos dor, na medida em que as posturas verticais oferecem mais conforto e maior tolerância ao desconforto; o corpo em movimento e em boa posição melhora o manejo da dor e do medo.[40, 41, 42]
›   Mais facilidade na dilatação, pois o efeito da gravidade nas posturas verticais é o mesmo da direção da contração; a pressão da cabeça do bebê sobre o colo, associada à mobilidade pélvica, favorece o alinhamento do bebê para a passagem.[43, 44, 45]
›   Maior prevalência de parto normal com menor incidência de uso de fórceps, pois as posições verticais melhoram os diâmetros da bacia, além de a autonomia corporal trazer mais segurança à parturiente.[46, 47, 48]

CAPÍTULO 2 **A potência da mulher**

› Menor risco de roturas de períneo, pois a verticalidade, além de ampliar os diâmetros pélvicos, melhora a elasticidade da musculatura perineal.[49, 50]

› Menor compressão da veia cava e da aorta, o que melhora o conforto da mulher e as condições de vitalidade do bebê.[51, 52]

› Menor incidência de cesáreas quando as parturientes se mantêm em movimento e optam por não usar analgesia peridural.[53, 54, 55, 56]

É certo que as posições horizontais não são proibidas, mas as verticais trazem inúmeras vantagens.

Assim, a liberdade de movimento para a parturiente, com a mobilidade corporal adequada, e as posturas verticais (em pé, andando, sentada...) facilitam o trabalho de parto e o parto normal. Tais práticas eram usadas intuitivamente pelas mulheres das gerações passadas e inúmeros estudos atuais realizados em todo o mundo comprovam seus benefícios – evidenciando até que ponto a prática obstétrica no Brasil se encontra distante das evidências científicas.

Porém, é interessante observar que, ao mesmo tempo que o parto passou a ser hospitalar (a partir da década de 1950), a assistência a ele medicalizada, a parturiente submetida a muitas intervenções e a "cultura da imobilidade" e do controle do corpo feminino instaurada, um grande número de estudos foi realizado sistematicamente em todo o mundo, de 1960 a 1990, demonstrando a importância de resgatar a liberdade corporal para o trabalho de parto.

Já temos motivos suficientes para perturbar o mínimo possível esse processo, mas mesmo assim a assistência obstétrica atual é intervencionista e manipula a fisiologia feminina de modo exagerado, numa interpretação equivocada da mulher como vítima da sua natureza.[57]

Somente a consciência ampliada do significado do trabalho de parto pode modificar o comportamento das mulheres de hoje e desencadear um novo modelo de acompanhamento. Elas precisam apropriar-se da potência da sua fisiologia e recuperar o conhecimento que as mulheres de ontem tinham.

Assim é que o modelo atual, extremamente medicalizado, deve dialogar com outras possibilidades de conduzir a assistência ao trabalho de parto – novas terapêuticas, recursos não farmacológicos e práticas corporais –, numa troca entre os núcleos de saber das áreas da saúde ligadas à obstetrícia.

Viver a liberdade conquistada pelas mulheres de hoje demanda ter consciência da violência exercida durante o trabalho de parto, quando a potência do feminino é inibida. Ao contrário do que acontecia com nossas antepassadas, o conhecimento de que dispomos hoje amplia nossa capacidade de tomar decisões. Assim é que a informação pode libertar saberes subjetivos, da mesma forma que a intuição pode ser confirmada pela ciência.

NOTAS BIBLIOGRÁFICAS

1. ARENDT, H. *Sobre a violência.* Rio de Janeiro: Relume Dumará, 2008, p. 36.

2. BOFF, L.; MURARO, R. M. *Feminino e masculino – Uma nova consciência para o encontro das diferenças.* Rio de Janeiro: Sextante, 2002.

3. AYRES, J. R. C. M. "Necessidade, objetividade e o paradoxo metafísico do conhecimento". *História, Ciências, Saúde – Manguinhos,* v. 2, n. 1, mar.-jun. 1995, p. 27-45.

4. FLEURY-TEIXEIRA, P. *et al.* "Autonomia como categoria central no conceito de promoção de saúde". *Ciência & Saúde Coletiva,* v. 13 (sup. 2), 2008, p. 2115-22.

5. Idem.

6. HOBSBAWM, E. *Sobre história.* São Paulo: Companhia das Letras, 2013, p. 23.

7. NAGAHAMA, E. E. I.; SANTIAGO, S. M. "A institucionalização médica do parto no Brasil". *Ciência & Saúde Coletiva,* v. 10, n. 93, 2005, p. 651-57.

8. LEFÈVRE, F. *Mitologia sanitária.* São Paulo: Edusp, 1999.

9. Idem.

10. COSTA, S. M.; RAMOS, J. G. L. "A questão das cesarianas". *Revista Brasileira de Ginecologia e Obstetrícia,* v. 27, n. 10, 2005, p. 571-74.

11. VOGT, S. E. *et al.* "Características da assistência ao trabalho de parto em três modelos de atenção no SUS, no município de Belo Horizonte, Minas Gerais, Brasil". *Cadernos de Saúde Pública,* v. 27, n. 9, set. 2011, p. 1789-800.

CAPÍTULO 2 **A potência da mulher**

12. SILVEIRA, M. F. *et al.* "Aumento da prematuridade no Brasil: revisão de estudos de base populacional". *Revista Saúde Pública,* v. 42, n. 5, out. 2008, p. 957-64.

13. COSTA, S. M.; RAMOS, J. G. L., *op. cit.*

14. SILVEIRA, M. F. *et al.*, *op. cit.*

15. DINIZ, S. G. "Gênero, saúde materna e o paradoxo perinatal". *Revista Brasileira de Crescimento e Desenvolvimento Humano,* v. 19, n. 2, 2009, p. 313-26.

16. COSTA, S. M.; RAMOS, J. G. L., *op. cit.*

17. DINIZ, S. G., *op. cit.*

18. MARIA, B. *et al.* "Accoucher et naître en France: propositions pour changer les naissances". *Journal de Gynécologie Obstétrique et Biologie de la Reproduction,* v. 32, n. 7, nov. 2003, p. 606-16.

19. FAÚNDES, A. *et al.* "Opinião de mulheres e médicos brasileiros sobre a preferência pela via de parto". *Revista de Saúde Pública,* v. 38, n. 4, 2004, p. 488-94.

20. PINHEIRO, B. C.; BITTAR, C. M. "Expectativas, percepções e experiências sobre o parto normal: relato de um grupo de mulheres". *Fractal, Revista de Psicologia,* v. 25, n. 3, 2013, p. 585-602.

21. OSTERMANN, A. C.; SOUZA, J. "Contribuições da análise da conversa para os estudos sobre o cuidado em saúde". *Cadernos de Saúde Pública,* v. 25, n. 7, 2009, p. 1521-33.

22. VAITSMAN, J.; ANDRADE, G. R. B. "Satisfação e responsividade; formas de medir a qualidade e a humanização da assistência à saúde". *Ciência & Saúde Coletiva,* v. 10, n. 3, 2005, p. 599-613.

23. Idem.

24. Idem.

25. ATWOOD, R. J. "Parturitional posture and related birth behavior". *Acta Obstetricia et Gynecologica Scandinavica,* v. 57, 1976, p. 4-25.

26. BRENES, A. C. "História da parturição no Brasil, século XIX". *Cadernos de Saúde Pública,* v. 7, n. 2, 1991, p. 135-49.

27. WOLFF, L. R.; WALDOW, V. R. "Violência consentida: mulheres em trabalho de parto e parto". *Saúde e Sociedade,* v. 17, n. 3, 2008, p. 138-51.

28. GUPTA, J. K.; NIKODEM, C. "Maternal posture in labour". *European Journal of Obstetrics & Gynecology and Reproductive Biology,* v. 92, n. 2, 2000, p. 273-77.

29. RACINET, C. "Positions maternelles pour l'accouchement". *Gynécologie Obstétrique & Fertilité,* v. 33, n. 7-8, 2005, p. 533-38.

30. LAWRENCE, A. *et al.* "Maternal positions and mobility during first stage labour". *Cochrane Database of Systematic Reviews*, v. 5, 2013.

31. MAURICEAU, F. [1668] "Des maladies des femmes grosses et accouchées. Avec la bonne et véritable méthode de les bien aider en leurs accouchemens naturels". *American Journal of Obstetric Gynecology*, v. 15, n. 133, 1979, p. 455-67.

32. RACINET, C., *op. cit.*

33. BRENES, A. C., *op. cit.*

34. SPIBY, H. *et al.* "Selected coping strategies in labor: an investigation of women's experiences". *Birth*, v. 30, n. 3, 2003, p. 189-94.

35. WALSH, D. "Why we should reject the 'bed-birth' myth". *British Journal of Midwifery*, v. 8, n. 9, 2000, p. 554-58.

36. GUPTA, J. K.; NIKODEM, C., *op. cit.*

37. RACINET, C., *op. cit.*

38. LAWRENCE, A. *et al.*, *op. cit.*

39. MARIA, B. *et al.*, *op. cit.*

40. Idem.

41. BIO, E. R. "Influência da mobilidade materna na duração da fase ativa do trabalho de parto". *Revista Brasileira de Ginecologia e Obstetrícia,* v. 28, n. 11, jan.-nov. 2006, p. 671-79.

42. BODNER-ADLER, B. *et al.* "Women's position during labour: influence on maternal and neonatal outcome". *Wiener klinische Wochenschrift*, v. 115, n. 19-20, 2003, p. 720-23.

43. RACINET, C., *op. cit.*

44. MARIA, B. *et al.*, *op. cit.*

45. "The American College of Obstetricians and Gynecologists Practice Bulletin". *Obstetrics & Gynecology*, v. 102, n. 6, 2003, p. 1445-54.

46. RACINET, C., *op. cit.*

47. LAWRENCE, A. *et al.*, *op. cit.*

48. MARIA, B. *et al.*, *op. cit.*

49. GUPTA, J. K.; NIKODEM, C., *op. cit.*

50. RACINET, C., *op. cit.*

51. Idem.

52. BODNER-ADLER, B. *et al.*, *op. cit.*

53. GUPTA, J. K.; NIKODEM, C., *op. cit.*

54. RACINET, C., *op. cit.*

55. LAWRENCE, A. *et al.*, *op. cit.*

56. MARIA, B. *et al.*, *op. cit.*

57. GUPTA, J. K.; NIKODEM, C., *op. cit.*

Capítulo 3

O corpo da mulher

*"É na materialidade do corpo
que todos os poderes, todos os saberes,
todos os prazeres e desprazeres se cruzam."*
ROSE MARIE MURARO[1]

O CORPO DA MULHER, universal na sua base biológica, é também particular e singular. Particulariza-se ao ser moldado pelo meio sociocultural desde o colo da mãe, passando pelo círculo familiar, pelo ambiente de interação social e pelo contexto histórico. Esse processo, somado à matriz genética, aos aprendizados sensório-motores que moldam a ação e a expressão corporal e a direção das escolhas subjetivas, singulariza o corpo feminino em cada fase da vida.

A forma do corpo, isto é, a aparência, a organização postural, é construída pela motricidade; é o movimento que esculpe o corpo; é a intenção consciente ou inconsciente do gesto que constrói a forma. Os usos objetivos e subjetivos do corpo constroem a expressão de uma individualidade, um modo de ser e de estar no mundo.

A expressão do corpo é uma construção da cultura, produto histórico e social. O corpo feminino, *nu ou vestido*, é um indicador das transformações dos costumes ao longo do processo civilizatório em cada época ou contexto histórico. A maneira como o corpo da mulher é tratado nas sociedades ocidentais e orientais demonstra claramente as diferenças nos sentidos e significados dados à condição feminina no curso da história.[2]

Por meio do corpo feminino, cada cultura forja e impõe seus conceitos éticos e morais, cria padrões de conduta sociais infundindo comportamentos corporais aceitos ou condenados, incluídos ou marginalizados, permitidos ou proibidos. Isso é feito com a normatização e o controle do exercício da sexualidade, com a imposição de modelos de beleza e do vestuário – que cobre ou desnuda o corpo da mulher conforme a época ou a ocasião.

A influência da cultura na construção e no uso do corpo, em mulheres do mundo todo, mostra que não é mais possível compreender o corpo feminino – ou intervir nele – apenas como uma entidade biológica, tampouco apenas como forma física, pois sobre a materialidade do corpo recai a construção de valores humanos.

O corpo não é apenas uma coisa material entre outras coisas materiais no mundo; é, sobretudo, a coisa material cuja capacidade de mover-se, sentir e pensar constitui e define o campo da experiência pes-

CAPÍTULO 3 **O corpo da mulher**

soal e coletiva.[3] O corpo feminino (como o masculino) é somático, psíquico, sensório-motor, histórico, social, sexual – é base da função pensamento e instrumento do viver.

No trabalho de parto todas essas dimensões do corpo se entrecruzam em harmonia ou em conflito. O corpo físico é o território das experiências sensoriais, afetivas, eróticas e sexuais da história de cada mulher, tornando a organização corporal não só subjetiva como representante dos caminhos da subjetivação. O que chamamos de "boa ou má postura" é a expressão individual de cada forma-corpo, construída pelo movimento voluntário.

Os estudos sobre o tema no Brasil e na Europa têm demonstrado como a percepção do corpo e o uso de determinados padrões corporais estão inscritos dentro de um quadro social. Observam-se formas distintas de atenção e cuidado com o corpo: membros das classes populares não prestam atenção no próprio corpo voluntariamente e utilizam-no sobretudo como instrumento para o trabalho; já para as mulheres de classe média e alta, o corpo é alvo de grandes investimentos estéticos e a expressão sexual, muito valorizada – diferentemente do que ocorre com mulheres de classe baixa ou camponesas, para as quais o corpo é menos erotizado e fica a serviço da reprodução e do trabalho. Também se observa que, quando o trabalho físico é muito intenso, o corpo recebe menos atenção; igualmente, no excesso de atividade física nas classes média e alta, a percepção do corpo fica diminuída. Assim, o uso cotidiano do corpo, sobretudo ou somente no esforço físico, torna difícil a seleção de sensações e a escuta subjetiva do corpo.[4, 5]

Assim é que os parâmetros atuais de saúde – como a atenção dada ao próprio corpo, à aparência e às sensações físicas, a prática regular de exercícios, a valorização dos cuidados com a beleza e com o bem-estar – estão relacionados com o nível de instrução, o padrão social e econômico, o trabalho mais intelectual do que braçal e mais criativo do que mecânico.[6]

Paralelamente às diferenças entre classes sociais, vivemos hoje, sobretudo nos centros urbanos, um culto ao corpo, visível no investimento maciço do controle da forma estética e do desempenho físico, padronizando condutas e desvalorizando as singularidades físicas.[7]

Sabemos que toda experiência com o corpo pode gerar mais saúde ou desorganização; toda ação motora (ginástica, esportes etc.) pode ser um meio eficiente para a aproximação com o mundo interno pessoal e o ganho de consciência ou alienação/distanciamento de si mesmo. Nesse sentido, o corpo feminino é alvo de novas prisões ligadas a padrões de beleza impostos pelas mídias e a condicionamentos físicos para o "corpo magro".

Após décadas de lutas femininas pela liberação, muitas mulheres hoje estão submetidas a outro tipo de prisão e opressão: as tiranias massificantes impostas ao corpo.[8] No passado o poder patriarcal impunha severas restrições ao corpo feminino no vestuário e nos comportamentos sociais e sexuais; agora o poder masculino imposto pelas mídias valoriza a nudez da mulher e a exposição de seus atributos físicos como objeto de consumo; mulheres que só dispõem da aparência do corpo como meio de individualização são capturadas. No passado, o poder da Igreja impôs sérias opressões e punições ao comportamento sexual feminino, condenando o prazer e a liberdade do corpo; agora, muitas mulheres se enclausuram em imagens investidas de valor pela cultura, tornando-se subjugadas à aparência.

Nunca o corpo feminino esteve tão exposto em sua nudez e em imagens sexuais preconcebidas; nunca o abdome grávido esteve tão à mostra e a imagem erotizada da mulher grávida tão explorada, mostrando como a cultura se encontra sexualizada neste momento histórico.

Quando Leila Diniz, em 1971, exibiu sua barriga grávida de biquíni, na praia de Ipanema, escandalizou, mas libertou; a imagem simboliza até hoje o corpo feminino livre de estereótipos, espontâneo e com alegria pela sua idade, sua pessoa, seus sinais e sua história.[9]

A insistência em associar o corpo feminino e a feminilidade à beleza atravessa os séculos e as culturas; a beleza da forma está para o feminino assim como a força está para o masculino. Mas o conceito de beleza é subjetivo e construído pela cultura. Antes dos anos 1950, a aparência feminina deveria revelar a beleza da alma pura, e exageros com o embelezamento denotavam moral duvidosa; a partir dessa década, começa a aparecer o estímulo ao consumo dos produtos de beleza para manter a

CAPÍTULO 3 **O corpo da mulher**

juventude; a partir dos anos 1960, os modelos de beleza feminina veiculados pela publicidade são construídos pelos avanços da cosmetologia e estimulados em torno do cuidado da mulher com ela mesma e com o próprio corpo, pelo prazer do embelezamento. A partir daí, é crescente a valorização da beleza e do embelezar-se como uma escuta em relação ao próprio corpo. Por outro lado, nos dias de hoje, envelhecer, engordar ou ter "imperfeições" é altamente condenável, revela falta de cuidado e marginaliza muitas mulheres que não têm "certo tipo de corpo", gerando uma crescente ansiedade e compulsão com a forma física. O conceito de beleza feminina estende-se da pele a todos os níveis profundos do corpo; a beleza pretende cobrir todas as idades, afirmar-se em todos os momentos do cotidiano, querendo se tornar eterna.[10]

No que se refere ao corpo feminino grávido, a imagem do abdome volumoso e do ganho de peso é percebida sempre de acordo com o significado dado à gravidez, submetida à autoimagem corporal e à construção interna da maternidade. As experiências visuais e subjetivas são múltiplas; quando a apreciação estética é alicerçada puramente na forma, a grávida é vista como um corpo com sobrepeso, "barriguda", "gorda" etc.; quando outras percepções afloram, o corpo grávido representa uma imagem divina, uma mulher sensual e erótica, uma expressão de potência, uma família em construção, um projeto conjugal, uma "beleza".

Interesses mercantilistas, argumentos científicos, apelos publicitários, padrões morais de cada época cruzam com a história pessoal de cada mulher, operam na subjetividade consciente e inconsciente, aproximam-na ou distanciam-na de si mesma.

A gravidez e o trabalho de parto são situações especiais para o corpo feminino, períodos nos quais o corpo é exigido concomitantemente nas dimensões biológica, psicológica e motora e solicitado a refazer os significados e as relações entre forma e conteúdo. Na gravidez, o corpo físico – continente dos conteúdos somáticos e psíquicos – expressa as modificações gravídicas vividas ao longo da gestação em uma nova atitude psicocorporal. A mulher grávida é filha e mãe. Tem no corpo a experiência do bebê que já foi e a do que trará ao mundo. À medida que a presença do pequeno embrião vai se transformando na percepção de um bebê, o corpo e as emoções da mulher são constante e intensamente sensibilizados para a mudança, a adaptação e a realização de algo novo. Nesse processo, o repertório sensorial do corpo se expande, operando mudanças nas emoções, na forma de pensar, nos modelos de subjetivação de cada mulher, tanto para a preparação para a maternidade como para o amadurecimento pessoal.

Por isso, é preciso entender que o corpo na gravidez manifesta uma fase de transformação e de transição. O corpo jamais será o mesmo depois da gestação, do trabalho de parto e da experiência do nascimento, o que não quer dizer que não poderá ficar melhor (e em geral fica); a mulher jamais será a mesma. Ela sai do processo gravidez-parto não transformada em outra, mas de posse de outra dentro dela. No ciclo gravídico-puerperal, a percepção do corpo se altera em períodos delimitados pelas diferentes funções exigidas no processo: a função do corpo na gravidez é ser continente para o crescimento fetal e, para tanto, muda; a função do corpo no trabalho de parto é "deixar" o bebê sair e, para tanto, precisa estar flexível e ativo; a função do corpo no pós-parto é a maternagem e, para tanto, precisa estar íntegro e vitalizado.

Nesse sentido, no ciclo gravídico-puerperal, toda abordagem e intervenção no corpo merece uma ótica voltada para a densidade psicossomática do processo gravídico, do trabalho de parto e da experiência do nascimento.

CORPO, SEXUALIDADE E PARTO

O PARTO É uma etapa da vida sexual da mulher em que o corpo ocupa o lugar central. A vivência do trabalho de parto e a qualidade da experiência do parto influenciam as etapas que se seguem: a maternagem, a construção da maternidade e a nova identidade impressa no corpo da mulher-mãe.

Múltiplas dimensões envolvem e caracterizam o parto, pois, além de ser biológico, é um fenômeno atravessado pela cultura, uma expe-

CAPÍTULO 3 **O corpo da mulher**

riência que implica o exercício sexual heterossexual, uma vivência que toma o corpo da mulher, seu psiquismo e suas emoções conscientes e inconscientes. Portanto, toda assistência à mulher em trabalho de parto deveria contemplar a compreensão e o apoio aos aspectos biológico, físico, sexual e psicossocial.

Porém, vivemos há muitas décadas a negação do vínculo entre sexualidade e parto, entre parto e prazer, entre o prazer erótico e a maternidade. Tal dicotomia reduz a maternidade a um acontecimento procriativo dissociado do prazer e do corpo erótico, impedindo a plena realização de uma das formas de expressão da sexualidade feminina. A vinculação parto/sexualidade/maternidade/corpo erótico é inconciliável hoje em nossa cultura.[11]

O parto passou a ser domínio da área médica, por deter os conhecimentos da dimensão biológica e do mecanismo fisiológico; a mulher foi seduzida pela promessa de segurança absoluta para as condições do nascimento e tornou-se dependente do saber médico sobre o trabalho de parto e o parto, infantilizada e inibida para tomar as próprias decisões.

Essa relação complementar – que se desenvolve durante o pré--natal e se estende ao trabalho de parto – entre o "forte e capaz" (o obstetra) e a "frágil e incapaz" (a mulher) reproduz uma infantilização feminina que não fortalece a identidade sexual madura.

O arsenal tecnológico da obstetrícia moderna, voltado para o controle de riscos (sempre superestimados); a assepsia hospitalar; as atitudes mecanicistas dos profissionais; os procedimentos impessoais da rotina hospitalar, que dificultam ou impedem a privacidade e a intimidade deserotizam totalmente o trabalho de parto, funcionando como mecanismos de defesa contra os temores e as ansiedades diante dos conteúdos ligados ao erotismo do momento.[12]

A cena de parto evoca a sexualidade inconsciente de todos os envolvidos: a reprodução como expressão da sexualidade heterossexual, prazeres e desprazeres ligados ao canal vaginal – seja no momento do sexo, seja na passagem do bebê – e a expulsão como uma situação sexual em si mesma.[13]

Algumas mulheres já ousam revelar o prazer físico vivido no parto, além do prazer emocional e espiritual com a chegada do bebê; outras sentem prazer, mas se reprimem; outras não sentem dor, pelas doses de fármacos e anestesia que recebem, mas também não vivenciam nenhuma sensação prazerosa, na medida em que prazer não é só ausência de dor.

O que se discute aqui é a necessidade de pensar se o modelo atual integra conhecimento adquirido com sabedoria feminina; se une assistência especializada com respeito à fisiologia do feminino; se atualiza o saber do corpo feminino com a liberdade sexual conquistada pelas mulheres.

O momento exige sair de radicalismos: reivindicar somente a simplicidade fisiológica do parto banaliza morbidades que podem ser evitadas pela boa assistência especializada; por outro lado, considerar o uso desnecessário das tecnologias e os fatores desumanizantes da assistência é fundamental para valorizar a experiência do sagrado no parto. O milagre do nascimento e o mistério da criação da vida precisam ser respeitados e vividos como manifestação transcendente.[14]

A dimensão transcendente do parto é a mesma do sentido sagrado da sexualidade. A energia sexual, ao contrário de ser satânica e profana, é sagrada, ou seja, a manifestação que transcende o conhecimento racional, dada a força criativa e de transformação que exerce sobre o ser humano.[15]

A energia sexual que promove o encontro erótico é a mesma que se materializa na concepção, na gestação e no parto. É a manifestação da renovação da vida, da transmissão do sagrado na história de toda a humanidade. A energia sexual aproxima homem e mulher, fazendo ambos se "dedicarem" ao prazer do corpo do outro; é energia que leva à entrega do gozo na descoberta de si e do outro; é a energia capaz de "fazer gente", recriando a vida a cada gestação; é a força vital do corpo feminino para o mecanismo do parto.

A assistência especializada ao parto é uma conquista, mas as instituições hospitalares, mesmo as maternidades, são organizadas como empresas (capital e lucros): a parturiente é a máquina (que mantém o

CAPÍTULO 3 **O corpo da mulher**

sistema) e o bebê, o produto. A assistência obstétrica preconizada hoje reflete claramente essa ideologia do consumo, da amortização das sensações do corpo e do controle das emoções, afetando perniciosamente o parto e o pós-parto.[16, 17]

Enquanto vivência que toma o corpo da mulher, o mecanismo de parto está construído na fisiologia feminina para o prazer e não para a dor. Assim, o corpo feminino, incluindo os genitais, está preparado para ter prazer com o processo do nascimento – não só o prazer espiritual de trazer um ser ao mundo, mas o prazer físico de fazê-lo; não o gozo sexual de fora para dentro na penetração fálica ou na masturbação, mas um gozo de dentro para fora na passagem de seu bebê pelo mesmo caminho; não o gozo que vem do envolvimento com um parceiro, mas aquele que emerge do envolvimento com a entrega para deixar seu bebê passar.

Porém, em nossa cultura, parir e gozar têm a marca do interdito; o amor materno é visto como algo puro, da ordem do não sexual, o que mostra que uma das maiores batalhas no momento do parto se trava no inconsciente, contra a proibição da dimensão sexual na expulsão do bebê.

Pensar no trabalho de parto e no parto com menos dor e mais prazer é somar consciência às forças instintivas do corpo feminino; é agregar informação aos saberes inconscientes; é integrar o corpo erótico ao biológico-sexual e libertar o prazer de parir.

O conhecimento da fisiologia feminina comprova que, durante o trabalho de parto, a lubrificação vaginal fica bastante aumentada, mostrando que as contrações uterinas estimulam as glândulas do colo do útero e da vagina, assim como o faz a excitação sexual. Sabe-se que a lubrificação vaginal é a primeira evidência fisiológica da resposta sexual feminina à estimulação erótica. Também é sabido que a vagina não estimulada é um espaço virtual e não um canal com espaço real; o órgão se entreabre sob o efeito da excitação sexual, numa demonstração anatômica evidente do desejo de ser penetrada, da aceitação psicológica de ser possuída, pois antes do fim da fase de excitamento o canal vaginal fica bastante dilatado involuntariamente, desde que a mulher esteja permitindo o processo de excitação erótica. A vagina só se abre por completo sob a ação de um agente mecânico – pênis, dedo, instrumento ou o bebê –, e a extrema complacência de seu orifício permite-lhe moldar-se às dimensões de qualquer visitante ou, ao contrário, reagir fisiologicamente a qualquer agravo, desconforto ou tensão psicossexual. O efeito expansivo das paredes da vagina e a elasticidade da musculatura do períneo permitem a passagem do bebê estimulando as mesmas terminações nervosas que a penetração fálica durante o ato sexual. Assim é que a vagina desempenha duplo papel no desenvolvimento da identidade feminina: parte do mecanismo da concepção e do parto e meio físico da expressão sexual feminina.[18, 19]

Fica evidente que a vivência do corpo erótico durante o trabalho de parto conduz e prepara a experiência prazerosa da passagem do bebê. Porém, suportar sentir, conter e organizar as sensações corporais que estruturam e promovem a experiência psicofísica depende diretamente do desenvolvimento sexual de cada mulher, da influência do seu meio sociocultural e do nível da repressão religiosa sobre sua sexualidade, dos significados e das representações sociais dados ao nascimento e à maternidade.

Para algumas, apesar da atividade sexual, o orgasmo é desconhecido, a percepção vaginal é distante e a sexualidade, imatura; apesar de gravidez e parto refletirem a maturação biológica da mulher, nem sempre o amadurecimento pessoal está pronto para enfrentar a dimensão sexual do parto.

É inegável que os níveis de prazer (físico, genital, emocional, espiritual) constituem uma aquisição do desenvolvimento pessoal e não vêm por imposição. Mas a experiência clínica ensina que o trabalho de parto e o parto geram mudanças repentinas e crescimentos surpreendentes quando a mulher se entrega às profundezas do seu feminino e à direção do seu corpo com consciência.

Outro fator importante que clareia a relação entre sexualidade, parto e o corpo erótico são os altos níveis de adrenalina e ocitocina encontrados tanto durante o trabalho de parto como no ato sexual. A ocitocina é um hormônio conhecido por gerar e estimular as contrações uterinas tanto para o nascimento do bebê como para a expulsão da pla-

CAPÍTULO 3 **O corpo da mulher**

centa; logo após o parto, num período curto mas crucial, ocorre um alto nível de secreção desse hormônio, favorecendo o apego da mãe ao bebê; picos de ocitocina estão associados a altos níveis de prolactina, que auxilia na produção e na ejeção do leite materno; tanto a ocitocina como seu hormônio oposto, a adrenalina, estão presentes no orgasmo e na expulsão do bebê; após o orgasmo, o alto nível de ocitocina favorece a intimidade e o vínculo do casal. Assim, esse hormônio está ligado a comportamentos amorosos; quando o meio cultural interfere no processo do parto, toda a sexualidade, toda a capacidade de envolvimento amoroso é influenciada.[20]

Daí as críticas contra a cesariana marcada antes do início do trabalho de parto, contra o uso rotineiro de ocitocina sintética para apressar o processo, já que ela não tem efeito no comportamento, e contra a anestesia peridural como rotina, que impede o contato da mulher com seu corpo e suas reações espontâneas.

O obstetra francês Michel Odent, estudioso dedicado das relações entre parto e sexualidade, aponta ainda as semelhanças entre o estado e as necessidades da mulher na atividade sexual e durante o trabalho de parto quando ela é deixada livre e protegida: necessidade de privacidade e segurança, respeito à sua dignidade, perda da atividade mental cortical, desligamento e apagamento da consciência, como se estivesse em "outro mundo". Nessas condições, o prazer sexual é uma consequência natural, podendo o parto ser orgástico.[21]

O orgasmo é uma possibilidade para qualquer mulher, mas não precisa ser buscado como grande objetivo do parto; a maior mudança a ser feita é desfazer a falácia patriarcal que parto é sinônimo de dor, sacrifício e sofrimento; o maior objetivo é a redescoberta do prazer de parir, o prazer nas suas múltiplas nuanças e individualidades – e que o possível gozo seja consequência das descobertas que a mulher pode fazer de si e de seu corpo.

Assim, o trabalho de parto espontâneo e natural convoca a participação do corpo erótico, para que novas dimensões da sexualidade feminina sejam reconhecidas e conquistadas, facilitando o nascimento e promovendo a saúde física e mental da nova mãe.

O CORPO NO TRABALHO DE PARTO

O TRABALHO DE parto envolve e solicita o corpo feminino em todas as suas dimensões: a base neuro-hormonal, a estrutura musculoesquelética, os sentidos, o sistema modulador de dor, a motricidade, o desenvolvimento da sexualidade e a dinâmica emocional.

Assim, o corpo – objetivo e subjetivo, orgânico, físico, erógeno – é um território ativo e reativo durante esse estágio. Ativo porque o comportamento motor é fundamental para a boa evolução do trabalho de parto e do parto e também porque as intensas sensações do processo de trazer um bebê ao mundo ativam o organismo e as emoções da mulher. Reativo porque a forma como o corpo é tratado, acolhido e orientado pelos profissionais determina reações no enfrentamento do trabalho de parto. Além disso, o conforto, os recursos e a harmonia do ambiente externo são fundamentais no comportamento do corpo.

As fases do trabalho de parto são regidas por processos neuro-hormonais centrais, mas recebem influência direta do sistema sensório-motor, isto é, das sensações e da motricidade. Do início das contrações, passando pelo tempo de maturação do colo[22], à aceleração das contrações e à dilatação total, o corpo tem papel ativo.

O trabalho de parto estimula maciçamente percepções sensoriais inéditas no corpo da mulher, vindas da intensidade crescente das contrações uterinas, da abertura do espaço interior da pelve, da pressão do peso do bebê no períneo e do estímulo no canal vaginal.

Tais sensações, independentemente do nível de consciência da mulher, são fisiologicamente levadas ao sistema nervoso central, onde são identificadas como dor, medo, surpresa, angústia, segurança, curiosidade, confiança, prazer, alegria, tristeza, negação e todas as combinações possíveis. Assim, uma reação corporal (percebida ou não) é desencadeada na musculatura, na respiração, na circulação cardiovascular e nos sistemas simpático e parassimpático.[23] A percepção consciente desse processo direciona a ação psicocomportamental em cada fase do trabalho de parto.

CAPÍTULO 3 **O corpo da mulher**

Quando a mulher está livre (interna e externamente) para reagir e se expressar, ela deseja se movimentar, experimentar posições, procurar conforto, prestar atenção às sensações, falar do que sente (não de assuntos aleatórios), relacionar-se com o bebê e manter-se ativa. Porém, a obstetrícia de hoje não orienta a parturiente a se movimentar durante o trabalho de parto – o que não quer dizer que não seja necessário fazê-lo. A mulher é vista – e muitas vezes se percebe – como incapaz de transformar seu corpo em instrumento ativo do processo.

Porém, nas últimas quatro décadas, inúmeros estudos[24, 25, 26, 27, 28, 29] têm discutido e definido a postura e a autonomia do corpo durante o trabalho de parto, devido à grande resistência por parte das equipes obstétricas e às dificuldades femininas de aceitar e manter um comportamento corporal ativo e uma atitude de independência.

Como vimos, está provado que o corpo em movimento orientado durante o trabalho de parto e a alternância de posições verticais (andar, sentar, em pé, cócoras) em posturas específicas para cada fase da dilatação aceleram as contrações, facilitam sua evolução e reduzem a duração do processo.[30, 31]

Entretanto, não basta usar posições verticais ou uma mobilização corporal aleatória sem estimular a percepção sensorial, pois é esse tipo de informação que direciona o uso adequado do corpo, gerando as ordens corretas para a musculatura, principalmente os músculos do períneo.[32]

Assim, a chave está na percepção e na consciência corporal. Quanto mais consciência do corpo, mais facilmente a mulher encontra posições de conforto, melhor organiza o movimento, mais a musculatura é usada a favor da dilatação, do relaxamento do períneo e para facilitar a passagem do bebê.[33]

As contrações, a sensação de peso na bacia e a pressão no períneo podem ser desagradáveis, insuportáveis ou traumáticas para algumas mulheres. Devido ao desconforto, à dor, ao medo ou a históricos sexuais traumáticos, a reação muscular torna-se contrária à dilatação e à passagem do bebê, isto é, a ordem para os músculos torna-se de contração e fechamento. Os comandos para a musculatura devem ser voluntários, precisos e conscientes para construir o movimento coordenado e para que a resposta do corpo seja a desejada.

É preciso não confundir a posição aparente do corpo com o real trabalho muscular que está sendo realizado. Por exemplo, se as posturas verticais são realizadas de forma incoordenada, com tensões musculares e/ou rigidez nas articulações, a parturiente não sente conforto e vai preferir ficar deitada. Ficar em pé com o períneo contraído (lutando contra a dilatação), com bloqueio da respiração, não facilita a dilatação nem a progressão do trabalho de parto. Se a mulher não suporta a pressão perineal, se a sensação da dilatação for subjetivamente insustentável, as posições verticais só agravam a tensão muscular, pois ao mesmo tempo que aumentam a sensibilidade do canal de parto ampliam também as defesas inconscientes contra o processo fisiológico do nascimento.

As defesas que se manifestam no corpo, no bloqueio da respiração, em tensão muscular, na rigidez da bacia e contração do períneo, entre outras, são em geral inconscientes e não surgem apenas por causa da dor; refletem uma reação a percepções genitais desconhecidas que podem assustar a mulher.

A realidade é que por meio do corpo vêm à tona, durante o trabalho de parto, a história pessoal da mulher, o desenvolvimento da sexualidade, a maturidade emocional, a vivência com a dimensão sensorial. Assim, cada mulher precisa poder aproveitar a situação para identificar suas dificuldades e ampliar seu repertório sensorial, indo além do conhecido, descobrindo, aceitando ou enfrentando seus limites e limitações, além de ter seu percurso pessoal respeitado.

Nesse sentido, a falta de percepção das sensações, por dificuldades na relação com o corpo ou por defesas subjetivas intransponíveis, dificulta o uso ativo e prazeroso do corpo para as exigências do trabalho de parto. Na cultura ocidental, ainda é mais fácil aceitar a máxima do Gênesis "parirás com dor" do que parir com prazer, energia e suavidade.

Ainda assim – ou por causa disso –, a dor do parto é uma inquietação constante entre as grávidas, gerando muito medo, e, quanto mais inconsciente, mais fica no corpo em forma de tensões, mais gera defesas emocionais e argumentos racionais contra o trabalho de parto e o parto vaginal.

CAPÍTULO 3 **O corpo da mulher**

A associação entre parto normal e dor está impregnada na cultura e no comportamento ocidental das mulheres em geral e da grande maioria dos profissionais de saúde que assiste o parto.

Assim, parece-nos importante questionar e discriminar alguns aspectos acerca da dor do parto: o que dói são as contrações, é a dilatação, a pressão no períneo ou a separação do bebê? A dor é suportável só para algumas mulheres? Por que isso acontece? Se a dor é suportável para algumas, por que não para todas? Se a dor fosse insuportável, tantas mulheres teriam filhos mesmo depois de partos sem anestesia? Será que o prazer do parto é um "segredo" que ficou guardado com as mulheres do passado?

A tríade trabalho de parto-dor-corpo guarda mistérios, revelações e soluções. Quando uma mulher refere dor no trabalho de parto é sempre verdade, mesmo com nuanças e intensidades diferentes. Não há dor sem sofrimento, isto é, sem significado afetivo. A dor é simultaneamente experimentada e avaliada em termos de significado e valor, revelando a atitude daí decorrente de resistências elevadas e fragilidades inesperadas.[34]

Estudos mostram que muitas mulheres acham necessária a dor do parto e se resignam a ela em virtude da sexualidade construída na culpa do "pecado original"; outras suportam bem a dor por acharem que é algo inerente ao processo, uma vivência que as enobrece; para muitas delas, a dor fortalece a identidade feminina e faz parte da experiência de tornar-se mãe.[35]

Assim, para compreender a sensação de dor, é necessário buscar sua razão de ser não só na fisiologia do parto e no corpo da mulher, mas na própria mulher, com toda a complexidade de sua história pessoal. A dor é intima, mas também impregnada de social, de cultura – fruto de uma educação.[36]

A dor é um fenômeno subjetivo que envolve variáveis pessoais: o limiar de dor individual (que tem características neurofisiológicas), a tolerância à dor (influenciada por características emocionais) e a resistência a ela (influenciada por características culturais). Cada dor sentida é única e pessoal; por isso, rotular a "dor do parto" como inevitável, irremediável e insuportável elimina as características sensoriais da mulher, inibe novos registros corporais, impede que as contrações sejam sentidas como novidade ou desconforto no baixo-ventre e que a passagem do bebê seja percebida como sensação de pressão e de abertura muscular.

A mulher em trabalho de parto pode descobrir regiões desconhecidas ou inexploradas do seu corpo, entrar em contato com sua resistência e sua tolerância consciente, encontrar posições e atitudes corporais e emocionais que vão transformando o desconforto doloroso em conforto e prazer. A título de exemplo, lembremos a experiência, bem conhecida entre nós, da iniciação sexual – que pode ser dolorosa nas primeiras relações para em seguida tornar-se prazerosa. Daí a importância de a mulher conhecer seu corpo e acessá-lo durante a gravidez e o trabalho de parto.

A combinação medo-tensão-dor é bem conhecida e no acompanhamento do trabalho de parto é preciso evitar alimentar esse círculo. Reconhecer o medo no corpo e na alma e explicitar o sentimento ajuda a desconstruir no corpo a tensão muscular que cria situações de dor; reconhecer a sensação de dor e nomear suas características ajuda as soltar tensões musculares associadas e libertar o medo; perceber as tensões musculares orienta posições e movimentos que auxiliam no melhor uso do corpo.

Entretanto, mesmo ficando em posições verticais, mobilizando adequadamente a bacia, usando movimentos coordenados e respirando em equilíbrio, a sensação de dor insustentável pode surgir. Quando os recursos que pertencem ao corpo da mulher se esgotam e o trabalho de parto passa a ser penoso, desprazeroso ou doloroso, chega a hora de usar os procedimentos médicos de analgesia e anestesia. A ideia é libertar o corpo para o prazer que pode ser experimentado no parto. A dor das contrações ou do período expulsivo pode ser facilmente eliminada pela anestesia sem que isso impeça o parto normal.

O fato é que o medo da dor não precisa ser um impedimento para a mulher entrar em trabalho de parto ou achar que não suportará o processo do parto vaginal.

O corpo no trabalho de parto precisa ser passivo, receptivo e ativo. Passivo para aceitar a manifestação fisiológica das contrações e da dilatação e não lutar contra ela; receptivo para vivenciar as sensações novas que emergem do processo de trazer um bebê ao mundo sem fugir delas; ativo para usar habilidades motoras e posturais que facilitam a flexibilidade e a adaptação do corpo, a elasticidade do períneo, o parto normal e a ampliação da consciência.

NOTAS BIBLIOGRÁFICAS

1. MURARO, R. M. *Sexualidade da mulher brasileira: corpo e classe social no Brasil*. 5. ed. Rio de Janeiro: Rosa dos Tempos, 1996, p. 22.

2. PERROT, P. *Le travail des apparences – Le corps féminin: XVIIIe-XIXe siécle*. Paris: Editions du Seuil, 1984.

3. ORTEGA, F. *O corpo incerto – Corporeidade, tecnologias médicas e cultura contemporânea*. Rio de Janeiro: Garamond, 2008.

4. MURARO, R. M. *et al., op. cit.*

5. BOLTANSKI, L. *As classes sociais e o corpo*. 4. ed. São Paulo: Graal, 2004.

6. MURARO, R. M. *et al., op. cit.*

7. COSTA, J. F. *O vestígio e a aura: corpo e consumismo na moral do espetáculo*. Rio de Janeiro: Garamond, 2004.

8. GOLDENBERG, M. *De perto ninguém é normal: estudos sobre corpo, sexualidade e desvio na cultura brasileira*. 2. ed. Rio de Janeiro: Record, 2005.

9. Idem.

10. SANT'ANNA, D. B. "Cuidados de si e embelezamento feminino: fragmentos para uma história do corpo". In: SANT'ANNA, D. B. (org.). *Políticas do corpo*. São Paulo: Estação Liberdade, 1995, p. 115-39.

11. IACONELLI, V. "Maternidade e erotismo na modernidade: assepsia do impensável na cena de parto". *Percurso*, v. 34, n. 1, 2005, p. 77-84.

12. Idem.

13. Idem.

14. DAVIS-FLOYD, R. "The technocratic, humanistic and holistic paradigms of childbirth". *Journal of Gynecology and Obstetrics*, v. 75 (supl. 1), 2001, p. 6.

15. NOGUEIRA, A. T. "O parto: encontro com o sagrado". *Texto & Contexto Enfermagem*, v. 15, n. 1, 2006, p. 122-30.

16. IACONELLI, V., *op. cit.*

17. Nogueira, A. T., *op. cit.*

18. Masters, W. H.; Johnson, V. E. *A resposta sexual humana*. São Paulo: Roca, 1984.

19. Zwang, G. *O sexo da mulher*. São Paulo: Ed. da Unesp, 2000.

20. Odent, M. *A cientificação do amor*. Florianópolis: Saint Germain, 2002.

21. Odent, M. *O camponês e a parteira*. São Paulo: Ground, 2003.

22. Processo de adelgamento das fibras do colo uterino, tornando-o maleável para a passagem da cabeça do bebê.

23. Damásio, A. *O cérebro criou o homem*. São Paulo: Companhia das Letras, 2013.

24. Bio, E. R.; Bittar, R. E; Zugaib, M. "Influência da mobilidade materna na duração da fase ativa do trabalho de parto". *Revista Brasileira de Ginecologia e Obstetrícia*, v. 28, n. 11, 2006, p. 671-79.

25. Miquelutti, A *et al.* "The vertical position during labour: pain and satisfaction". *Revista Brasileira de Saúde Materno-Infantil*, v. 9, n. 4, 2009, p. 393-98.

26. Lawrence, A. *et al.* "Maternal positions and mobility during first stage labour". *Cochrane Database of Systematic Reviews*, v. 5, 2013.

27. Racinet, C. "Positions maternelles pour l'accouchement". *Gynécologie Obstétrique & Fertilité*, v. 33, n. 7-8, 2005, p. 533-38.

28. Maria, B. *et al.* "Accoucher et naître en France : propositions pour changer les naissances". *Journal de Gynécologie Obstétrique et Biologie de la Reproduction*, v. 32, n. 7, 2003, p. 606-16.

29. "The American College of Obstetricians and Gynecologists Practice Bulletin". *Obstetrics & Gynecology*, v. 102, n. 6, 2003, p. 1445-54.

30. Gupta, J. K.; Nikodem, C. "Maternal posture in labour". *European Journal of Obstetrics & Gynecology and Reproductive Biology*, v. 92, n. 2, 2000, p. 273-77.

31. Bio, E. R. "Intervenção fisioterapêutica na assistência ao trabalho de parto". Dissertação (mestrado em Ginecologia e Obstetrícia), Universidade de São Paulo, São Paulo, 2007.

32. Idem.

33. Idem.

34. Le Breton, D. *Antropologia da dor*. São Paulo: Fap/Unifesp, 2013.

35. Hotimsky, S. N. "O parto como eu vejo… ou como eu o desejo?" *Cadernos de Saúde Pública*, v. 18, n. 5, 2002, p. 1303-11.

36. Le Breton, D., *op. cit.*

Capítulo 4

A experiência da mulher

*"A transmissão da experiência gera uma
temporalidade distendida, em que a vida de
cada indivíduo se liga à de seus antepassados e
à de seus contemporâneos, como elos em uma
delicada corrente tecida de experiências através de
gerações [...] oferecendo um sentimento de permanência,
de continuidade da existência, do infinito dentro do finito."*
MARIA RITA KEHL[1]

A **CAPACIDADE DE** criar vida dentro de si e a responsabilidade de trazer o novo ser ao mundo são experiências únicas da mulher.

A transmissão dessa experiência acompanha a história da humanidade, e sua apreensão constrói a nossa condição. Experiência não é somente o que acontece, mas como nos toca aquilo que acontece, isto é, que afetos produz, que marcas deixa, que efeitos desencadeia.[2]

Assim, os efeitos desencadeados no corpo de cada mulher, em sua consciência corporal e em seus sentimentos, que deixam marcas positivas ou negativas na sua história pessoal, compõem uma experiência agregadora ao sentido de tornar-se mãe e à construção da maternidade.

Dentro da concepção que estamos defendendo aqui, ou seja, de que existem relações profundas entre trabalho de parto e amadurecimento pessoal, entre autonomia e humanização, roubar da mulher a vivência do trabalho de parto com procedimentos intervencionistas, não instrumentalizá-la para o enfrentamento do parto e inibir sua potência de dar à luz com dignidade representam atitudes de abuso de poder profissional. Já a conivência da mulher para com essas atitudes representa um distanciamento do poder feminino de dar à luz.

A experiência no trabalho de parto demanda, portanto, a receptividade da mulher, sua disponibilidade, sua exposição para a possibilidade de ser tocada por algo inédito, sua vontade de acessar habilidades natas, de dar-se tempo para aprender e viver a experiência.

O volume de informação recebido pela mulher moderna, nas classes favorecidas, pode ocupar o lugar da experiência, fazendo-a crer que o que ela sabe sobre o trabalho de parto, sobre a competência do obstetra e sobre a segurança da maternidade escolhida garantirá a experiência desejada. Informação sem dúvida promove autonomia, mas se não falar ao corpo, às emoções, à consciência, não conectará a mulher à sua experiência subjetiva.

Por outro lado, a falta de informação das mulheres pouco escolarizadas muitas vezes limita sua experiência no trabalho de parto, pois o desconhecido assusta e gera mecanismos de defesa.

O trabalho de parto pode oferecer uma conexão significativa para a experiência feminina profunda, em tempos em que as mulheres precisam pensar sobre o que limita e constrange e o que expande e liberta.

CAPÍTULO 4 **A experiência da mulher**

O fato é que as liberdades adquiridas pelas mulheres, no campo pessoal e social, bem como a conquista do controle da concepção, não apagaram o desejo da maternidade. A vida desejada, concebida e dirigida por uma maternidade amorosa vai além do processo biológico, embora a pesquisa científica continue procurando substituir a mulher na função da reprodução, na gestação e parto – por meio da reprodução *in vitro*, da inseminação artificial e dos partos agendados (de acordo com o que dizem) pelos dados do ultrassom e pela agenda do obstetra.

A ciência ainda não prescinde da mulher para o processo de gestação, mas, se ela não fizer questão de parir com os próprios recursos, o domínio obstétrico do parto programado e da cesárea resolverá o nascimento, ocupando o lugar da experiência feminina.

O mundo precisa do desejo de reprodução em homens e mulheres para continuar, mas a "terceirização" do papel de mãe, observada principalmente em classes abastadas, com a presença maciça de enfermeiras e babás no cuidado com os recém-nascidos, enfraquece a maternidade e compromete a qualidade do futuro. Uma mulher nasce como mãe na gestação e no parto, mas se torna mãe na experiência de maternar seu bebê. Se sua capacidade de cuidar não for estimulada e valorizada, com ajuda e suporte emocional, a construção da maternidade fica comprometida. Se a amamentação for desautorizada quando aspectos psicossociais angustiam ou "complicam" a lactação, dando lugar rapidamente ao aleitamento artificial, a relação mãe-bebê se enfraquece.

Assim, dentro do atual quadro da modernidade, uma vez que as mulheres estão de posse do controle da reprodução e mais aptas a decidir sobre a própria vida, estão também mais prontas do que nunca para dar sentido a esse ato de doação que é a gravidez e o nascimento.[3]

Nessa perspectiva é que o trabalho de parto precisa ser repensado. Qual é o sentido de passar por ele? O trabalho de parto é de fato um parâmetro de saúde? O que ele pode acrescentar à experiência do ser mulher? É importante para o bebê?

Assim como a gravidez, o parto e o trabalho de parto têm um sentido, um significado a ser refletido, um valor transcendente e um poder transformador na vida da mulher. Durante o processo, tece-se com fios invisíveis a nova mulher que emergirá depois da vivência profunda com as forças do seu feminino. O parto pode até ser realizado pelo obstetra, no caso da cesariana, mas o trabalho de parto constitui uma realização e uma experiência exclusivamente femininas.

> Da mulher cujo parto começou
> dizem que está
> "em trabalho".
> [...]
> Ela vai de fato "laborar"
> com a mesma seriedade e gravidade,
> a mesma alegria silenciosa
> do artista
> que "elabora sua obra".
> [...]
> Tanto a mulher
> quanto o artista que cria
> precisam padecer para obrar.
> Não sentir mágoa ou ter pena,
> sofrer ou se atormentar,
> mas dar-se ao trabalho, achar que vale a pena
> romper com a rotina, o pesadume, a preguiça;
> e tanto um quanto o outro
> em tudo concentrar a atenção
> como se em jogo estivesse sua vida.[4]

Assim, o trabalho de parto oferece à mulher uma experiência criativa, voltada para a saúde. E, como toda criação, exige esforço e não sofrimento; demanda envolvimento alegre, entrega, silêncio e não mágoas ou tormentos. Para a experiência criativa exige-se liberdade, transgressão às normas e às imposições que limitam. O processo de criar, de gerar algo novo é um caminho para ser desfrutado mais que suportado. No final do processo, tem-se a obra acabada, a realização. Como muitas mulheres confirmam, "a experiência de 'dar à luz' pode ser uma festa".[5]

CAPÍTULO 4 **A experiência da mulher**

CONHECER O TRABALHO DE PARTO

CONHECER O MECANISMO do trabalho de parto, as exigências de cada fase da dilatação, as etapas que conduzem à saída do bebê, as intervenções benéficas, os controles clínicos de risco, os procedimentos médicos, as posturas corporais mais indicadas e os parâmetros da boa evolução do processo é fundamental para a mulher enfrentá-lo.

Esses conhecimentos devem ser alvo da boa preparação pré-natal, sobretudo durante o terceiro trimestre da gravidez. Entretanto, na ausência de um acompanhamento multidisciplinar, será durante o trabalho de parto a hora de conhecer e explicar à parturiente cada fase, responder às suas demandas, esclarecer e nomear suas sensações, explicando-lhe o que é esperado do corpo e fortalecendo seu papel ativo.

Entre as mulheres atuais e suas ancestrais, o processo fisiológico do trabalho de parto é o mesmo, porém no ritual da parturição as mudanças foram imensas – entre elas o acesso ao conhecimento prévio do que se passa durante o processo para o nascimento. É uma conquista do nosso tempo conhecer a própria fisiologia, saber das habilidades do corpo feminino para dar à luz, ampliar o conhecimento das suas emoções, ter mais consciência de si mesma como mulher e como mãe e ampliar a qualidade da experiência.

Estimular a grávida a conhecer o trabalho de parto, durante o pré-natal, faz aflorar medos, fantasias, tabus e mitos que, quando não esclarecidos, podem comprometer a boa evolução do processo. Esclarecer dúvidas, ampliar a informação e tornar conscientes as emoções em conflito geram mais segurança.

Porém, na cultura brasileira é frequente que a mulher delegue o saber e o controle do trabalho de parto ao seu obstetra. Algumas delas confundem "conhecer" com acumular informações, mantendo o neocórtex (o pensamento) tão ativado durante o trabalho de parto que dificultam a entrega e a introversão necessárias. Há ainda as mulheres de baixa escolaridade que chegam ao trabalho de parto sabendo pouco sobre seu corpo e sua responsabilidade no processo. Em qualquer das situações ou combinações dessas realidades, o trabalho de parto é um poderoso instrumento de transformação da mulher infantil em mãe madura.

Conhecer o trabalho de parto dá a direção que a mulher deve seguir sem atrapalhar o processo fisiológico: as contrações uterinas são esperadas e bem-vindas; a dilatação cervical, uma vitória; a progressiva pressão no períneo até o prazer da expulsão, o esperado encontro olho no olho da mãe com seu bebê.

É assim que Leboyer afirma a necessidade de entender o mecanismo do parto:

> [para que,] compreendida a "estrutura" do trabalho de parto
> e suas implacáveis exigências,
> a mulher se submeta sem lutar
> à ordem admirável que, sem falhas ou hesitações,
> acabará por conduzi-la a "bom porto".
> [...]
> Em vez de suportar, com dentes cerrados,
> resignação e coragem,
> [...]
> ela mergulha na tempestade,
> saboreia-lhe o furor,
> desejando que, ainda mais forte,
> ela a leve mais longe, mais alto,
> até fazê-la experimentar o ápice e o êxtase.[6]

Em suma, conhecer o trabalho de parto significa que a mulher saiba e compreenda profundamente que:

> O processo de separação do bebê do corpo da mãe não é nem pode ser rápido.
> Paciência e tolerância são essenciais para aceitar o ritmo do corpo.
> A sensação das contrações uterinas não é insuportável, e enfrentar essa percepção é essencial para dirigir o processo.

CAPÍTULO 4 **A experiência da mulher**

> Em posturas e movimentação adequadas, o corpo é um instrumento poderoso.
> A passagem do bebê no canal vaginal exige mais entrega que ação.
> Quando seus recursos internos – orgânicos e psíquicos – não responderem ao processo natural, a cesárea será a opção.

Esses parâmetros não são itens de um manual ou de uma cartilha para a grávida, assim como não é suficiente tê-los apenas no plano racional e informativo. Trata-se, na verdade, de objetos da preparação psicofísica educativa e terapêutica que toda mulher deve ter durante a gravidez.

Compreender que o processo de separação do bebê da mãe não é nem pode ser rápido é fundamental para uma atitude materna de aceitação tanto da duração do processo como das tarefas que o corpo tem de cumprir.

Como coloca brilhantemente o mestre Leboyer,

Separam-se dois seres que, dia após dia, aprenderam
a não só se conhecer, mas a tolerar-se, adivinhar-se,
aprenderam a viver juntos a ponto de serem um,
de cada um nada fazer sem o outro.
[...]
Os dois sentam à porta,
sozinhos os dois, em silêncio,
e o que se vai
se vai sem voltar
e quem fica deixa partir
sem olhar.[7]

O INÍCIO DO TRABALHO DE PARTO

As contrações regulares e/ou a rotura da bolsa das águas e/ou a perda do tampão mucoso são os sinais evidentes de início do trabalho de parto. Assim é que se identifica seu começo, mas nunca se sabe ao certo de quanto tempo o corpo vai precisar para realizar a tarefa de fazer mãe e bebê se separarem. É preciso que a mulher saiba que o início do trabalho de parto é um período com menos contrações, mas fundamental para a remodelação do colo uterino; por embebição do colágeno, a estrutura fechada do colo, com fibras musculares fortemente ligadas, vai se transformar numa estrutura macia, complacente, num anel elástico capaz de se dilatar para deixar passar o bebê.[8] Nesse período de preparação do colo, a atividade uterina, mesmo com contrações de baixa intensidade e de duração incerta, revela à mulher o funcionamento do seu corpo e suas percepções e reações, para levá-la gradativamente à fase ativa do trabalho de parto. Não é um período de passividade, mas de construir um estado interno de entender o processo. *Paciência e tolerância para seguir o ritmo do corpo são essenciais.*

A EVOLUÇÃO DO TRABALHO DE PARTO

Trabalho de parto significa tempo de esperar que as contrações regulares garantam a dilatação cervical crescente e a descida do bebê – e que cada mulher vivencie o que o processo pede para seu corpo e sua alma.

A evolução e a duração do trabalho de parto são influenciadas por aspectos objetivos e subjetivos: a regularidade da atividade uterina, a apresentação da cabeça do bebê e sua rotação na descida pela pelve, a regularidade e intensidade crescente das contrações, a mobilidade da bacia, a postura materna, o encaixe e a fixação da cabeça do bebê, a resistência e a tolerância às sensações.[9]

No parâmetro do que é natural e saudável, espera-se que o trabalho de parto entre na fase ativa, caracterizada por: aceleração da frequência e da intensidade das contrações; maturação do colo de amolecido e longo para totalmente permeável, curto, flexível; evolução da dilatação dos 3 aos 10 centímetros.[10]

A aceleração das contrações, o peso do bebê na pelve, a pressão no períneo e a dilatação cervical geram percepções que variam entre prazer, desconforto e dor intensa.

O prazer é bem-vindo, possível como resultado do grau de desenvolvimento sexual da mulher – da proximidade com seu corpo, de suas

CAPÍTULO 4 **A experiência da mulher**

sensações genitais, de suas possibilidades de entrega e de sua confiança na equipe obstétrica. O prazer que cada mulher pode experimentar dependerá diretamente do *setting* do trabalho de parto, isto é, de quanto os profissionais suportam em si a sensualidade do processo, numa cultura que consagrou as dores do parto e o "parirás com dor".

A sensação de desconforto em relação às contrações e à pressão no períneo é minimizada pelas posições verticais, pela respiração que liberta o diafragma pélvico, pela adequação do tônus muscular e pelo suporte emocional da assistência.[11, 12, 13] É fácil observar até que ponto o manejo adequado do desconforto pode transformar-se em prazer; por outro lado, a sensação de desconforto pode passar à percepção de dor.

Hoje, a dor intensa durante o trabalho de parto pode ser evitada pelo uso da anestesia peridural, raquianestesia ou duplo bloqueio, que constituem um efetivo alívio; a analgesia com peridural em pequenas doses retira o excedente insuportável da sensação das contrações e mantém a motricidade voluntária – permitindo a deambulação, as posturas verticais, a mobilidade pélvica – e a mulher ativa e consciente.[14, 15] Porém, o uso prematuro ou excessivo da anestesia está associado ao aumento de parto por fórceps[16]; por isso, indica-se fazer uso da anestesia quando a dilatação estiver mais adiantada (8-9 centímetros) ou no período expulsivo – o que permite maior percepção do períneo e direciona melhor o esforço da expulsão.[17]

Contração não é sinônimo de dor, mas a sensação do trabalho das fibras musculares circulares do útero para expulsar o bebê, que deu sinais de que não pode mais ficar lá dentro. As contrações uterinas não são insuportáveis se a pelve estiver móvel, se não houver tensão muscular (principalmente na pelve, no períneo e na respiração), se a mulher ficar em posições verticais e se o medo estiver aplacado ou sob controle.[18] Porém, se elas são percebidas com estranhamento ou como ameaça, é esperado que o corpo reaja com comportamentos de defesa: que o períneo se contraia e a atitude emocional e corporal seja de fuga, com muita dor e desconforto.

Mais do que a sensação das contrações, é a pressão perineal que pode assustar e aumentar o medo, gerando um movimento muscular contrário à dilatação. A sensação do volume fetal no canal vaginal representa, antes do primeiro parto, um registro inteiramente novo na região genital feminina, pois os *imprints* desses órgãos são de receptividade – isto é, de deixar "entrar", não sair. Por isso é importante que a parturiente sinta e suporte a pressão no períneo, recebendo informações sensoriais que nortearão a ação da musculatura estriada e direcionarão o bom uso do corpo. Quando a percepção da contração não migra para o períneo, permanecendo no baixo-ventre ou na região lombar, o trabalho de parto é mais lento e alterações do processo de dilatação (distocias) são frequentes.[19, 20]

Enfrentar a percepção corporal e emocional das contrações é essencial para dirigir todo o processo. Quanto mais consciência corporal a parturiente tem ou desenvolve nessa fase, melhor é o comportamento motor para dar conforto ao corpo, aliviar sensações desconfortáveis ou de dor, relaxar a musculatura do períneo e facilitar o parto.[21]

Porém, entre nós as contrações uterinas são unanimemente chamadas de "dores"; são poucas as mulheres na cultura ocidental que investem no parto prazeroso; os obstetras negam a fisiologia do parto pró-prazer. Por isso, uma mudança de paradigma se faz tão necessária. Leboyer, por exemplo, chama o ritmo das contrações de "ondas" – que vão e vem, refletindo fluxo e refluxo, ação e repouso, movimento e silêncio, reação e descanso.[22]

Entender as contrações como ondas arrebatadoras é fundamental para a mulher conhecer o ritmo intermitente da atividade uterina, conhecer o começo, o meio e o fim de uma contração. Assim, as características do elemento água – maleabilidade, transparência e leveza – podem ser usadas como imagem mental para dirigir as ordens à musculatura e também como metáfora do trabalho de parto.

Se tal simbolização parecer abstrata demais, pode-se fazer uso de referenciais mais objetivos ou "científicos": o estudo da fisiologia da atividade uterina comprova que as contrações têm intensidade crescente, desenhando uma curva em forma de onda, como mostra o registro gráfico na tão usada cardiotocografia.[23]

A percepção e o enfrentamento da dor durante o trabalho de parto são determinados pelas características subjetivas de cada mulher, mas

CAPÍTULO 4 **A experiência da mulher**

sofrem influência do ambiente hospitalar e do apoio emocional que a parturiente recebe.

Assim, não basta dizer à mulher que "relaxe" – é preciso dar-lhe meios de enfrentar cada fase. Nesse sentido, *as posturas verticais e a movimentação adequada são um instrumento poderoso* para enfrentar as contrações, não lutar contra a distensão elástica do períneo e ter mais prazer. Por meio da vivência com seu corpo a mulher consegue discernir ação de relaxamento, num abandono consciente que lhe permitirá experimentar que *a passagem do bebê no canal vaginal exige mais entrega que ação.*

Porém, quando os recursos internos de cada mulher ou a fisiologia não responderem ao processo natural, algumas intervenções médicas comprovadamente benéficas podem auxiliar o processo. É fundamental que a mulher conheça os procedimentos obstétricos que podem somar-se aos seus esforços pessoais – desde que sejam de fato instrumentos de ajuda e não a tirem do centro do processo. Entre as práticas empregadas na assistência obstétrica ao trabalho de parto está a infusão de ocitocina, para corrigir contrações muito espaçadas e incoordenadas. Porém, seu uso rotineiro deve ser evitado, pois não traz nenhum benefício adicional, dificulta a mobilidade da parturiente e pode gerar efeitos colaterais como o aumento do tônus muscular do útero mesmo depois da contração (hipertonia uterina) e alterações no batimento cardíaco do bebê (taquissistolia fetal).[24, 25]

Outra prática comum, mas sem evidência clara de benefício, é romper a bolsa artificialmente (amniotomia) antes da hora em vez de aguardar que a ela se rompa de forma natural. Já a raspagem dos pelos pubianos (tricotomia) e a lavagem intestinal (enema) são práticas que, como rotina, devem ser eliminadas, mas podem ser feitas se a mulher desejar.[26]

A mulher deve saber que não há intervenção médica sem risco e qualquer procedimento deve estar centrado em suas necessidades – não nas dos profissionais, nas normas da instituição ou nas tão valorizadas "tecnologias de última geração".[27]

Sabemos da importância da ciência no desvelamento da fisiologia do parto e do desenvolvimento da clínica para situações de risco, mas os conhecimentos científicos precisam de um diálogo com o real que lhes resista e enfrente seus reducionismos. Não há como negar: é duvidoso que uma mulher entre estranhos, no hospital, imóvel na cama, com um monitor em sua barriga, aprofunde sua vivência e experiencie com prazer e alegria seu trabalho de parto. O saber do corpo feminino precisa ser ouvido, estimulado e prestigiado, para que a mulher reconheça suas sensações, aceite suas emoções, ganhe consciência do seu papel e da sua função no processo.

A cabeça do bebê vence o colo e atravessa o caminho pélvico em direção à saída; nesse momento, a mulher consciente, presente e entregue só deseja, com toda a convicção, que ele saia, sendo os esforços de puxo espontâneos e dirigidos para lhe "dar a luz" do mundo.[28]

> No momento depois do parto, todo esforço caiu no esquecimento, o vaivém das enfermeiras e do médico cede lugar à calma. A criança nasceu, está deitada nos braços da mãe, os olhos semiabertos, os pequeninos punhos cerrados, como que imersa no seu mundo interior do qual emergiu apenas fisicamente. O milagre de uma nova vida principia misteriosamente. Em silêncio, a mãe aceita esse milagre. O ambiente exterior parece não existir, tudo é longínquo, só existem a mãe e a criança, uma unidade divina.[29]

VIVER O TRABALHO DE PARTO

Para viver o trabalho de parto é preciso dedicar-se inteiramente à experiência corporal e emocional do processo que leva ao nascimento. A mulher necessita de condições externas e instrumentos próprios para aproveitar o processo.

O corpo ocupa o centro da vivência do trabalho de parto. O corpo orgânico, porque o processo emerge da fisiologia feminina; o físico, porque o mecanismo exige e solicita um comportamento motor especial; o erógeno, porque o parto é um acontecimento psicossexual; o histórico, porque a realidade pessoal e sociocultural de cada mulher está inscrita na corporeidade.

CAPÍTULO 4 **A experiência da mulher**

Assim, no corpo sensório-motor, a dinâmica motora coordenada e bem dirigida é um meio para promover sensações mais prazerosas, que se tornam instrumentos para dirigir a movimentação e as posições eficientes ao trabalho de parto.

O corpo sensorial dirige a ação do corpo motor. Orientar a mulher a manter-se móvel e em posturas verticais, inibir posições que sejam antifisiológicas, ajudar a coordenar a ação da musculatura estriada[30], favorecer a respiração e oferecer movimentos funcionais para cada fase da dilatação permitem integrar as sensações e geram autoconfiança.

Entre nós, orientar a verticalidade e a mobilidade da parturiente não é conduta estabelecida nas maternidades públicas e privadas, embora a pesquisa científica mundial tenha demonstrado fartamente a relação entre a mobilidade corporal adequada da parturiente e os bons resultados no parto – melhor evolução do trabalho de parto, ampliação das dimensões pélvicas, alívio da dor, menor necessidade de ocitocina, redução do uso de analgésicos e de anestesia.[31, 32, 33, 34, 35]

Instituições de prestígio como a Organização Mundial de Saúde (1995)[36], o Colégio Americano de Obstetras e Ginecologistas (2003)[37], o Colégio Nacional dos Ginecologistas e Obstetras Franceses (2003)[38], a Agência Nacional de Avaliação da Saúde da França (2003)[39] e o Ministério da Saúde do Brasil (2000)[40] são unânimes em preconizar que a parturiente se movimente durante o trabalho de parto e não permaneça deitada.

Os efeitos benéficos da mobilidade e das posições verticais para o trabalho de parto independem da etnia e se repetem com mulheres de diferentes culturas: sul-americanas, europeias, canadenses, norte-americanas, japonesas, africanas.[41] Embora a arquitetura da pelve óssea seja influenciada pela raça, a mobilidade fisiológica, quando estimulada corretamente, favorece o trabalho de parto.[42, 43, 44]

Dessa forma, para viver bem o trabalho de parto é essencial que o corpo se mantenha em movimento – mas não numa movimentação aleatória. A mobilidade corporal funcional visa comandar conscientemente a musculatura estriada, dentro dos princípios da coordenação motora das cadeias musculares.[45, 46]

As posturas verticais, a mobilidade pélvica e a movimentação geral devem acompanhar as exigências do mecanismo de trabalho de parto passo a passo: fase inicial de maturação do colo, aceleração das contrações, progressão da descida e rotação do bebê, final da dilatação e período expulsivo. Vejamos a seguir cada uma delas.

A FASE INICIAL DO TRABALHO DE PARTO

Quando se iniciam as contrações e o colo começa a se preparar, a mulher deve aproveitar esse período para se deter no registro sensorial das contrações e na reação muscular da pelve, do períneo, da respiração. As posturas demonstradas a seguir são posições de coordenação[47] que podem ser usadas.

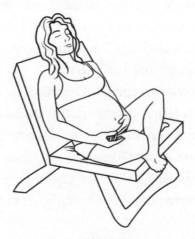

Figura 1

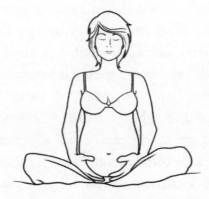

Figura 2

CAPÍTULO 4 **A experiência da mulher**

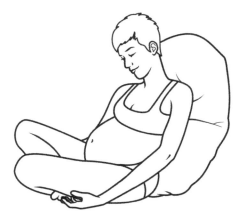

Figura 3

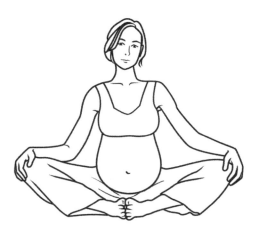

Figura 4

Sentar com as coxas abertas ao limite (distensão dos adutores), favorecendo a amplitude da bacia, observando e estimulando a direção da contração e inibindo que o períneo se contraia, favorece o vínculo necessário entre o mecanismo neuro-hormonal, a sensação da contração e o comportamento motor.

Como as contrações uterinas do período inicial são curtas e suaves, é um bom momento para que a mulher aprenda sobre o próprio corpo, percebendo que o bebê indica o caminho interno que a orienta a enviar ordens musculares de abertura pélvica e relaxamento do períneo.

Enquanto aguarda e observa o ritmo das contrações, a mulher deve:
> **Durante as contrações** – assumir posturas verticais que favoreçam o efeito da gravidade em sinergia com a direção da contração.

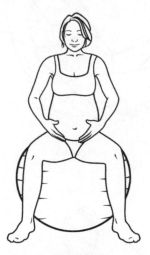

Figura 5

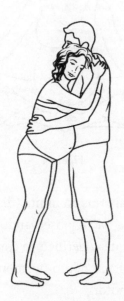

Figura 6

> **Nos intervalos das contrações** – manter-se andando em movimento, sobretudo a pelve.

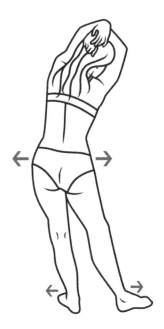

Figura 7

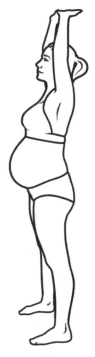

Figura 8

Na fase inicial do trabalho de parto, a mulher em geral está em casa e há tempo para contar a frequência das contrações, comunicar-se com o obstetra sobre a dinâmica uterina e acionar sua rede de apoio.

Se o parto for domiciliar, a equipe chegará. Para o parto em maternidade, não há pressa para sair de casa antes que as contrações se deem a cada cinco minutos, ou três contrações a cada dez minutos por mais de uma hora; se a bolsa se romper ainda em casa, com ou sem contrações, a mulher deve se dirigir à maternidade.

A ACELERAÇÃO DAS CONTRAÇÕES

Para bem viver o processo de aceleração das contrações, a chamada fase ativa do trabalho de parto, é preciso direcionar os movimentos, as posturas verticais, a respiração e a percepção corporal para cada fase da dilatação e para a descida da cabeça do bebê através da bacia (em cada diâmetro pélvico). Significa entender que a mobilidade, apesar de continuar vertical, deve usar outros comandos tanto para as articulações como para a musculatura, porque o bebê está em outro lugar dentro da bacia. Tanto durante as contrações como nos intervalos delas, a sensação de peso do bebê dentro da pelve aumenta, exigindo novas ordens para a musculatura e a posição da bacia e de todo o corpo.

A consciência corporal deverá estar voltada para a evolução do processo – aumento da dilatação e descida do bebê para se desprender do corpo da mãe (passagem do estreito médio em direção ao estreito inferior da bacia).

Não basta colocar a parturiente sentada na bola suíça ou solicitar que ande simplesmente; é preciso que seu corpo seja conduzido a movimentos ou posições que sejam construídos de modo consciente para essa fase do trabalho de parto, respeitando-se as percepções subjetivas de cada mulher.

O exame obstétrico confirmará a dilatação e a altura da cabeça do bebê através da pelve.

CAPÍTULO 4 **A experiência da mulher**

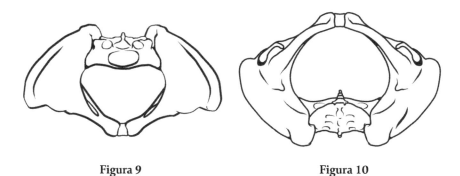

Figura 9 — Figura 10

Essa passagem em forma de coração, como mostram as figuras, evidencia o canal ósseo por onde o bebê vai passar. Por isso, quanto melhor a pelve se movimentar na sua estrutura interna, mais facilidade ele terá de se adaptar na descida.

Os anéis ou diâmetros que o bebê deve vencer são três, e suas medidas se equivalem: 11 centímetros no primeiro anel (diâmetro anterossuperior), 12 centímetros no segundo anel (diâmetro transverso) e 12 centímetros na última passagem (diâmetro oblíquo). Sabe-se que, se a cabeça do bebê se apresenta ou se acomoda em diagonal no diâmetro oblíquo e à esquerda, o encaixe é mais fácil e a evolução do trabalho de parto, mais ágil.[48, 49]

Como poetiza Leboyer,

> [...] entre "apresentação" e "encaixe"
> deve haver uma ligação profunda.
> Fazendo apresentações:
> dizer os nomes e as qualidades da pessoa que,
> se não for "apresentada"
> [...] não se encaixará no grupo.[50]

Assim também ocorre na relação mãe-bebê no trabalho de parto: o bebê se apresenta à pelve materna e esta se adapta para "encaixá-lo"[51]. Aí está a função da mobilidade adequada para a qual a arquitetura óssea e muscular da pelve feminina é feita.

Para facilitar, acompanhar ou estimular a passagem da cabeça do bebê no primeiro anel (diâmetro do estreito superior da bacia), a prioridade da mobilidade é ampliar esse espaço movendo a posição do osso sacro com a última vértebra da coluna (L5-S1), para que esses pontos articulares não ofereçam resistência à passagem. O movimento a ser orientado chama-se contranutação do sacro: o cóccix se desloca para baixo movendo o osso sacro para trás.

Parece complicado, mas, se o movimento foi treinado na fisioterapia no pré-natal e uma fisioterapeuta estiver presente dirigindo a voz de comando para a musculatura certa a ser acionada, é simples.

O movimento de contranutação do sacro é bem descrito na fisiologia articular: o sacro tem um pequeno movimento entre os ilíacos e gira ao redor do ligamento axial, de modo que o promontório se desloca para trás e a extremidade do cóccix se move para baixo. O movimento é mais simples de ser feito do que tantos nomes complexos sugerem.

O mais importante é que o movimento de contranutação do sacro altera a tridimensionalidade da bacia, mobilizando e aumentando seu espaço interno para o bebê passar.[52] A contranutação é mobilidade para ser realizada durante as contrações e pode ser conseguida em algumas posturas verticais mostradas a seguir – desde que se tenha o cuidado de corrigir a lordose lombar, verticalizar o sacro, manter os músculos internos da coxa (adutores) relaxados ou em distensão e inibir a rotação interna do quadril.

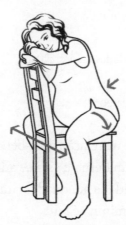

Figura 11

CAPÍTULO 4 **A experiência da mulher**

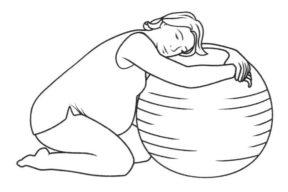

Figura 12

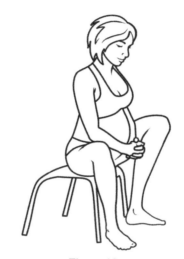

Figura 13

Essas posições foram intuitivamente usadas pelas grávidas do passado, quando viver o trabalho de parto com o corpo em movimento era habitual e valorizado. Como esse conhecimento foi se perdendo entre mulheres e nas equipes de saúde (obstetras, enfermeiras, obstetrizes), a mulher das últimas décadas deixou de viver o trabalho de parto com seu corpo ativo e protagonista das suas sensações. Assim, é essencial resgatar esse saber do corpo tanto na preparação durante a gravidez como no acompanhamento do trabalho de parto.

A mulher que se prepara para o trabalho de parto e deseja vivê-lo sente, percebe e se entrega às exigências que as contrações e a passagem do bebê demandam: faz a contranutação do sacro sem saber o nome desse movimento.

Os profissionais da equipe obstétrica que desconhecem a fisiologia articular da pelve não são formados para orientar a mobilidade corporal adequada ou não investem no parto vaginal não conseguem assistir a parturiente quando ela não tem a pelve espontaneamente móvel.

É importante entender que as posições verticais – em pé, sentada, andando – não garantem por si sós a abertura dos diâmetros pélvicos, não estimulam a atividade uterina, não favorecem o relaxamento do períneo, não aliviam desconforto ou dor nem melhoram a evolução da dilatação. Somente o pequeno movimento do sacro entre os ilíacos (nutação e contranutação) pode alterar o espaço interno da pelve.

Portanto, as posições verticais são essenciais para viver bem o trabalho de parto, desde que acompanhadas pela orientação precisa da coordenação das cadeias musculares e articulares.

As posturas verticais e o movimento não são proibidos, mesmo que não sejam feitos de forma correta. Já as posições horizontais devem ser evitadas, por todos os efeitos nefastos que produzem: as contrações uterinas diminuem de frequência, a sensação de dor aumenta, a musculatura perineal se contrai com facilidade e a circulação e a oxigenação do bebê e da mãe ficam mais difíceis, em virtude da compressão da veia cava. As posições verticais, além de serem superiores em todos esses parâmetros, quando bem orientadas têm efeito na evolução da dilatação, reduzindo o período do trabalho de parto em quatro a cinco horas.[53, 54]

Talvez o grande motivo que leve à resistência das mulheres a permanecer na verticalidade e em movimento seja o uso do corpo em incoordenação motora[55]; a postura vertical sem consciência corporal, em incoordenação, com tensão pélvica ou rigidez articular não traz conforto à parturiente nem respostas positivas na evolução do trabalho de parto. Porém, uma boa assistência pode incentivar que ela experimente se movimentar, aproximando-se do próprio corpo e podendo, inclusive, aprender por si só novas mobilidades.

Assim é que, quando o bebê se apresenta na primeira passagem (estreito superior da bacia), existem contrações regulares e a dilatação evolui a partir dos 4 centímetros, a parturiente deve:

› **Durante as contrações** – manter-se em postura vertical com contranutação do sacro e ajustes da coordenação motora.

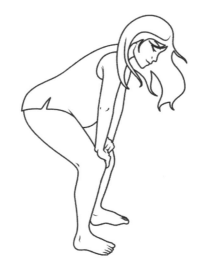

Figura 14

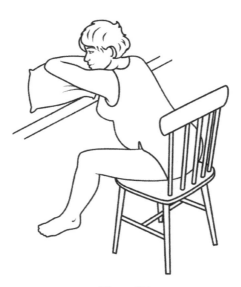

Figura 15

› **Nos intervalos das contrações** – ficar em pé e andar com balanço lateral da bacia (Figura 16). Além de mobilizar a bacia, respirar livremente (Figura 17).

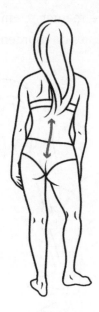

Figura 16

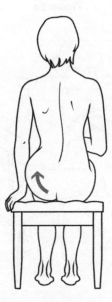

Figura 17

Depois de vencer a passagem pelo estreito superior da bacia, a cabeça do bebê tende a se fixar e, guiada por um movimento de rotação, vai girando e se adaptando ao espaço interno da bacia (diâmetros pélvi-

CAPÍTULO 4 **A experiência da mulher**

cos), num descer progressivo. Cada contração "abraça" fortemente o bebê e o encaminha para baixo, para nascer.

A ACELERAÇÃO DAS CONTRAÇÕES E A DESCIDA DO BEBÊ

Para bem viver essa fase que terminará no parto, a mulher precisa aceitar o ritmo frequente e crescente das contrações que fazem a cabeça do bebê pressionar o colo e a dilatação se completar. Sobretudo, ela precisa sentir e perceber de modo consciente as sensações que emergem do peso do bebê descendo pela pelve e pressionando a vagina e o períneo, para acionar a musculatura a favor do processo, numa ação corporal voluntária de entrega.

Nessa fase da aceleração das contrações, da evolução da dilatação e da descida do bebê, a mulher vive mudanças de ritmo e de humor, como os "andamentos" numa sinfonia: do *adagio*, no início lento das contrações, passa ao *andante*, com contrações moderadas mas frequentes, chega ao *allegro*, com um ritmo mais intenso e rápido e, finalmente, ao *presto*, contrações seguidas para que o movimento expulsivo seja rápido.

As imagens da orquestra e da sinfonia podem ser muito eficientes para dirigir o corpo e a vivência do trabalho de parto: a orquestração hormonal é intensa; a sonoridade das contrações tem tons variados, altos e baixos, fracos e fortes, além de silêncios nos intervalos; chega-se à dilatação total e à saída do bebê – o *grand finale* da sinfonia do nascimento executada pela mãe e por seu bebê.

O grande instrumento que a mulher pode dominar é seu corpo, usando a partitura preconcebida pela fisiologia do mecanismo do trabalho de parto e regida pela orientação que o bebê oferece no seu caminho para nascer.

Tendo o bebê mergulhado no espaço pélvico chamado de estreito médio da bacia, o diâmetro biciático, que fica na altura das articulações do quadril (coxofemorais), é o ponto mais estreito (10,5 centímetros) por onde a cabeça do bebê vai passar. Quando o bebê atinge esse ponto, é importante evitar a ação dos músculos que rodam as coxas para dentro (rotadores internos do quadril), que se contraem fechando a bacia. Tal rotação interna do quadril, que leva as coxas para dentro, apesar de voluntária, pode ser inconsciente e estreita o espaço pélvico – por isso, precisa ser percebida e evitada.

O toque vaginal, feito pelo obstetra, avalia a altura da descida (posição da fontanela, encontro dos ossos parietais e occipital), revela que a cabeça chegou ao diâmetro biciático[56] e confirma a sensação de pressão na vagina sentida pela mulher.

A percepção de peso na vagina e no períneo aumenta à medida que o bebê se dirige para o estreito inferior da bacia, e suportar essa pressão é, sem dúvida, o maior desafio que a mulher encontra para viver o final do trabalho de parto. Num primeiro momento, a sensação inédita do volume do bebê durante a contração gera contenção da pelve, que contrai os músculos do períneo, principalmente os do plano profundo, os rotadores internos do quadril, os adutores da coxa e o diafragma em inspiração. Trata-se de uma reação muscular à emoção gerada pela iminência da saída do bebê, pela dimensão da sensação genital e pelo medo de uma situação desconhecida.

Nesse momento, a assistência dirigida ao fortalecimento da potência do feminino é fundamental para o desfecho do trabalho de parto. A mulher que confia em suas possibilidades vai aprendendo e aceitando o caminho que seu bebê lhe propõe e se entrega ao saber de seu corpo.

Para acompanhar, facilitar e estimular a descida e a rotação do bebê pela bacia (estreito médio até atingir o estreito inferior), dois elementos são fundamentais: inibir a ação de contração dos músculos profundos e superficiais do períneo e manter a mobilidade da pelve com o sacro em nutação.

A nutação implica um comando para trazer o cóccix para cima, o que leva o sacro para a frente, abrindo a bacia embaixo. Altera-se assim o espaço interno da pelve e amplia-se o estreito inferior da bacia.[57]

Se a mulher está presente no seu corpo, tem a pelve móvel e não resiste à pressão no períneo, ela fará naturalmente a nutação pélvica para ampliar a passagem do bebê. Se, ao contrário, a pelve é pouco móvel, a percepção corporal é difícil e o períneo luta contra a dilatação, ela precisa ser orientada. O movimento de nutação da pelve é essencial para a mulher desfazer a reação muscular de contenção do períneo e não lutar contra a expansão da pelve e a elasticidade do períneo.

Novamente, é bom lembrar que quando a mulher vive o trabalho de parto de forma consciente, sem lutar contra a descida do bebê e a pressão no períneo, ela prefere ficar na vertical e realiza instintivamente a nutação da pelve.

Porém, se for preciso orientá-la no movimento ou criar essa mobilidade, é bom saber que os músculos do períneo unem ânus, vagina e uretra; em contração, esses músculos aproximam não só os três orifícios como arrastam os pontos ósseos em que estão inseridos – ísquios, púbis e cóccix –, fechando assim o enquadre ósseo do períneo, ou seja, contraindo toda a pequena bacia e prejudicando a passagem suave do bebê.

Portanto, para favorecer as exigências da abertura do estreito inferior e o relaxamento da musculatura profunda e superficial do períneo, é importante que, ao se iniciar uma contração, a mulher mova o sacro fazendo a nutação pélvica e permanecendo assim durante o processo, em posição de abertura, liberando a passagem final do bebê.

Por isso, a posição de cócoras é muito funcional tanto durante como nos intervalos das contrações.

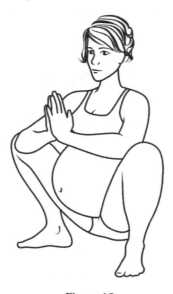

Figura 18

Entretanto, tal postura não é bem-aceita culturalmente por todas as mulheres; algumas não conseguem ficar de cócoras por falta de preparo muscular, por limitação articular ou porque sentem desconforto com a pressão no períneo. Outras posições podem ser executadas, desde que garantam a nutação do sacro e inibam a contração muscular do períneo.

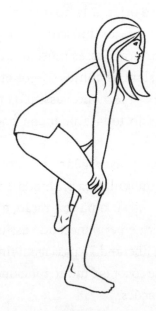

Figura 19

Como é a musculatura intrínseca da pelve que está sendo solicitada, sem a percepção da própria mulher, os comandos não são eficazes; sem viver essa sensação da passagem do bebê dentro da pelve em direção à vagina, não há como sentir que músculos e que posturas devem ser acionados. Nesse sentido, além da posição de cócoras, na posição em pé é mais difícil contrair os músculos do períneo, o peso gravitacional aumenta a sensação de peso do bebê dentro da pelve, o gradiente descendente da contração fica mais eficiente e todos esses fatores são estímulos para a percepção corporal.

Em síntese, na evolução da dilatação e da descida do bebê do estreito médio para o estreito inferior da bacia, até o período expulsivo, a parturiente deve:

CAPÍTULO 4 **A experiência da mulher**

> **Durante as contrações** – manter-se na vertical, com a atenção voltada para a direção da contração e a pressão perineal.

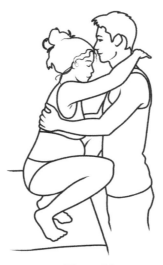

Figura 20
É preciso expirar no início da contração, evitando o bloqueio
da respiração em inspiração para não imobilizar o períneo.

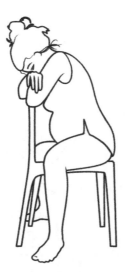

Figura 21
Deve-se fazer a nutação do sacro, manter as coxas abertas (abdução) e
não rodar o quadril para dentro (coxofemorais em rotação externa).

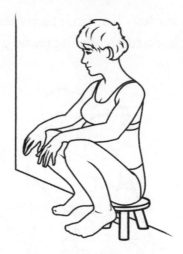

Figura 22
A mulher tem de inibir conscientemente a contração reativa dos músculos do períneo diante do peso da cabeça do bebê.

A atitude corporal a cada contração implica voltar-se para si mesma – não em encolhimento, mas atenta às sensações, direcionando as ordens musculares sem estimular a ação mental.

› **Nos intervalos das contrações** – ficar em pé, ou ao menos sentada, mantendo o relaxamento do períneo, a mobilidade pélvica e coordenando a respiração sem dispersar a percepção corporal.

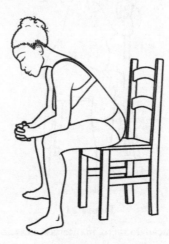

Figura 23

CAPÍTULO 4 **A experiência da mulher**

Essa fase termina com a dilatação total, o coroamento da cabeça do bebê, os esforços de empurrá-lo para fora (puxo) espontâneos ou dirigidos, com ou sem anestesia.

Nesse caminho, a posição mais verticalizada, de cócoras, semideitada com inclinação do tronco de 45 graus, com os joelhos dobrados, coxas abertas e os pés bem apoiados, é a mais fisiológica para o esforço do expulsivo e a preservação do períneo.

A posição ginecológica (com as coxas apoiadas na perneira) é a que mais dificulta o período expulsivo, sendo adequada apenas para o exame e a avaliação do obstetra. Assim é que a mulher deve "abrir" as passagens do seu corpo e da sua alma para trazer seu bebê ao mundo. Porém, nem sempre essas passagens se abrem sem ajuda; pode ser necessário o uso de analgesia peridural para um melhor manejo da dor, possibilitando à mulher uma ação corporal mais tranquila.

Apesar de mais simples nos dias de hoje, a anestesia de parto continua sendo um procedimento médico sofisticado, que exige a boa indicação obstétrica e a decisão clara da mulher. Para promover um trabalho de parto prazeroso, a analgesia com peridural muitas vezes é bem-vinda, mas nunca como rotina e não sem antes explorar o movimento consciente do corpo.

As posições verticais e a mobilidade pélvica têm efeito evidente na diminuição da dor; porém, quando o limiar de dor é muito baixo e a mulher sente necessidade de aliviar o desconforto gerado pela contração, a anestesia peridural em pequenas doses não impede que ela continue andando, se movimentando e realizando a mobilidade pélvica adequada. Essa é uma conduta moderna vinda dos avanços dos fármacos para analgesia de parto, que permite o uso de baixas doses em diferentes momentos do trabalho de parto.

A anestesia usada só para o expulsivo não precisa roubar da mulher a sensação prazerosa da passagem do bebê; a anestesia a partir dos 8 ou 9 centímetros de dilatação permite que a percepção do períneo com a pressão do bebê seja registrada, fazendo que as ordens nessa fase sejam direcionadas para a vagina e não para o ânus. Já a anestesia entre 4 e 7 centímetros de dilatação é precoce e tende a perturbar todo o processo natural, mas como em obstetrícia não é possível generalizar saberes (e condutas), se for necessária alguma dose de anestesia, que seja ao menos baixa, para não impedir a mobilidade ativa da mulher.

Também pode ser necessário o uso de ocitocina para coordenar a atividade uterina, no ritmo e na frequência das contrações, e promover a dilatação esperada. Porém, é comum que as contrações do útero geradas pela ocitocina, por serem mais intensas, ultrapassem o limiar, a tolerância e a resistência à dor de muitas mulheres, levando ao uso precoce de anestesia.

Observa-se ainda que, ao lado dos fatores neuro-hormonais que perturbam o ritmo das contrações, muitas mulheres que apresentam evolução lenta da dilatação, hipoatividade uterina e necessidade de ocitocina podem não estar prontas para separar-se do seu bebê, inibindo de modo inconsciente o processo. Do ponto de vista corporal, surgem dificuldades com a percepção das contrações, com a estimulação do períneo e com a mobilidade corporal, além de resistências para se aproximar do corpo. Porém, à medida que o ocitócico torna as contrações mais intensas, é possível transformar esse efeito num recurso que mobiliza a pelve e relaxa o períneo, o que leva a melhores resultados na evolução do processo.[58]

O importante é que, com ou sem ocitocina, a parturiente receba orientação sobre a mobilidade corporal, pois, mesmo quando ela se faz necessária, a movimentação da mulher, estimulando a abertura dos diâmetros pélvicos, acelera a dilatação e reduz o tempo de infusão (tempo que a substância demora para agir).

Para a mulher viver cada fase do trabalho de parto, os recursos essenciais estão no seu interior; a experiência se materializa num corpo que sente, reage, se movimenta, se aquieta, se emociona, enfrenta, se entrega sem reservas e goza a plenitude de deixar seu bebê vir ao mundo.

NOTAS BIBLIOGRÁFICAS

1. Kehl, M. R. "Delicadeza". In: *A condição humana*. Rio de Janeiro: Agir, 2009, p. 463.

CAPÍTULO 4 **A experiência da mulher**

2. Bondía, J. L. "Notas sobre a experiência e o saber de experiência". *Revista Brasileira de Educação*, v. 19, n. 1, 2002, p. 20-28.

3. Clément, C.; Kristeva, J. *O feminino e o sagrado*. Rio de Janeiro: Rocco, 2001.

4. Leboyer, F. *Se me contassem o parto*. São Paulo: Ground, 1998, p. 14-15.

5. *Ibidem*, p. 17.

6. *Ibidem*, p. 19-20.

7. *Ibidem*, p. 107.

8. Neme, B. *Obstetrícia normal*. São Paulo: Sarvier, 2006.

9. Idem.

10. Idem.

11. Bio, E. R. *et al*. "Influência da mobilidade materna na duração da fase ativa do trabalho de parto". *Revista Brasileira de Ginecologia e Obstetrícia*, v. 28, n. 11, 2006, p. 671-79.

12. Adachi, K. *et al*. "The relationship between the parturient's positions and perceptions of labor pain intensity". *Nursing Research*, v. 52, n. 1, 2003, p. 47-51.

13. Simkin, P. *et al*. "Update on nonpharmacologic approaches to relieve labor pain and prevent suffering". *Journal of Midwifery & Women's Health*, v. 49, n. 6, 2004, p. 489-504.

14. Frenea, S. *et al*. "The effects of prolonged ambulation on labor with epidural analgesia". *Anesthesia & Analgesia*, v. 98, 2004, p. 224-29.

15. Roberts, C. L. *et al*. "Impact of first-stage ambulation on mode of delivery among women with epidural analgesia". *Australian and New Zealand Journal of Obstetrics and Gynaecology*, v. 44, n. 6, 2004, p. 489-94.

16. Anim-Somuah, M.; Smith, R. M.; Jones, L. "Epidural versus non-epidural or no analgesia in labour". *Cochrane Database System Review*, v. 12, 2011.

17. Bio, E. R. *Intervenção fisioterapêutica na assistência ao trabalho de parto*. Dissertação (mestrado em Ginecologia e Obstetrícia), Universidade de São Paulo, São Paulo (SP), 2007.

18. Idem.

19. Idem.

20. Sabatino, H. *et al*. "Sensação da contração uterina referida durante o trabalho de parto". *Jornal Brasileiro de Ginecologia*, v. 106, n. 11/12, 1996, p. 429-34.

21. Bio, E. R., *op. cit.*

22. Leboyer, F., *op. cit.*

23. Neme, B., *op. cit.*

24. Cecatti, J. G. *et al.* "Intervenções benéficas durante o parto para a prevenção da mortalidade materna". *Revista Brasileira de Ginecologia e Obstetrícia*, v. 27, n. 6, 2005, p. 357-65.

25. Rocha, J. A.; Novaes, P. B. "Uma reflexão após 23 anos das recomendações da OMS para o parto normal". *Femina*, v. 38, n. 3, 2010, p. 119-25.

26. Cecatti, J. G. *et al.*, *op. cit.*

27. Rocha, J. A.; Novaes, P. B., *op. cit.*

28. Leboyer, F., *op. cit.*

29. Waiblinger, A. *A grande mãe e a criança divina*. São Paulo: Cultrix, 1986, p. 10.

30. A musculatura estriada é composta de músculos que só se contraem segundo uma ordem voluntária; dependem, assim, do comando da pessoa para a ação.

31. Gupta, J. K.; Nikodem, C. "Maternal posture in labour". *European Journal of Obstetrics & Gynecology and Reproductive Biology*, v. 92, n. 2, 2000, p. 273-77.

32. Walsh, D. "Why we should reject the 'bed-birth' myth". *British Journal of Midwifery*, v. 8, n. 9, 2000, p. 554-58.

33. Simkin, P. "Maternal position and pelves revisited". *Birth,* v. 30, n. 2, 2003, p. 130-32.

34. Bodner-Adler, B. *et al.* "Women's position during labour: influence on maternal and neonatal outcome". *Wiener klinische Wochenschrift*, v. 115, n. 19-20, 2003, p. 720-23.

35. Silva, L. B. *et al.* "Posições maternas no trabalho de parto e parto". *Femina*, v. 35, n. 2, 2007, p. 101-06.

36. World Health Organization. *Recommendations for appropriate technology following birth*. Copenhague: WHO Regional Office for Europe, 1995. Disponível em: <http:// www.who.int/reproductive-health/publications>. Acesso em: 4 abr. 2015.

37. "The American College of Obstetricians and Gynecologists Practice Bulletin". *Obstetrics & Gynecology*, v. 102, n. 6, 2003, p. 1445-54.

38. Maria, B. *et al.* "Accoucher et naître en France : propositions pour changer les naissances". *Journal de Gynécologie Obstétrique et Biologie de la Reproduction*, v. 32, n. 7, 2003, p. 606-16.

39. Idem.

40. Serruya, S. J. *et al.* "O panorama da atenção pré-natal no Brasil e o programa de humanização no pré-natal e nascimento". *Revista Brasileira de Saúde Materno--Infantil*, v. 4, n. 3, 2004, p. 269-79.

CAPÍTULO 4 **A experiência da mulher**

41. Bio, E. R., *op. cit.*

42. Serruya, S. J. *et al.*, *op. cit.*

43. Bio, E. R., *op. cit.*

44. Michel, S. C. *et al.* "MR Obstetric pelvimetry: effect of birthing position on pelvic bony dimensions". *American Journal of Roentgenology*, v. 179, n. 4, 2002, p. 1.063-67.

45. Françoso, L. O. *Tipos posturais: variações anatômicas e seus efeitos sobre a gravidez.* Dissertação (mestrado em Saúde Pública), Universidade de São Paulo, São Paulo, 2004.

46. Piret, M. M.; Béziers, M. *A coordenação motora.* São Paulo: Summus, 1994.

47. Posturas em que a musculatura e as cadeias musculares são acionadas na função desejada, estando preparadas para o uso correto.

48. Campignion, P. *Aspectos biomecânicos das cadeias musculares e articulares: método GDS.* São Paulo: Summus, 2003.

49. Neme, B., *op. cit.*

50. Leboyer, F., *op. cit.*, p. 79.

51. Neme, B., *op. cit.*

52. Calais-Germain, B. *Le perinée féminin et l'accouchement.* Paris: Désiris, 2000.

53. Neme, B., *op. cit.*

54. Kapandji, I. A. *Cuadernos de fisiología articular.* v. III. 2. ed. Barcelona: Toray-Masson, 1977.

55. A incoordenação motora designa gestos mal construídos, movimentos realizados de forma errada que levam a distúrbios na postura, rigidez nas articulações e dores.

56. Campignion, P., *op. cit.*

57. Neme, B., *op. cit.*

58. Kapandji, I. A., *op. cit.*

Capítulo 5

O acompanhamento do trabalho de parto

"Tanto quanto a mãe, quem a acompanha deve saber que o trabalho de parto é tempo de contrair e de relaxar... de viver as contrações e aproveitar os intervalos entre uma e outra – tempo onde se constrói a experiência pessoal de cada mulher e de cada casal."
ROSA MARIA CLAUZET[1]

A ASSISTÊNCIA MULTIPROFISSIONAL da era moderna, institucionalizada em maternidades, é consequência de muitas mudanças culturais e sanitárias na atenção à saúde da mulher. Historicamente, em todas as culturas, a mulher sempre foi auxiliada por outra durante o trabalho de parto. O acompanhamento dessa etapa é, portanto, anterior a qualquer conhecimento científico ou área profissional. Este capítulo, entretanto, discute o acompanhamento profissional do trabalho de parto.

No passado, as responsáveis eram as mulheres mais velhas da família e com experiência de parto, que transmitiam os ensinamentos e acompanhavam a parturiente; depois, mulheres que, por vocação, conhecimento e dedicação, fizeram do acompanhamento do trabalho de parto e do parto seu ofício: as parteiras (talvez a mais antiga profissão). Em seguida, durante o século XVII, foram introduzidos os médicos cirurgiões, inicialmente chamados pelas parteiras para resolver situações imprevistas e difíceis no trabalho de parto; bem mais tarde, os médicos obstetras, respondendo à evolução do conhecimento e à criação das especialidades médicas.

A partir do século XIX, o ato de partejar passou a ser de domínio médico, associado à cultura da segurança, tanto com a presença do obstetra como do parto em instituição hospitalar.

Hoje, as evidências científicas demonstram quanto o conhecimento em saúde se tornou multidisciplinar, evidenciando a importância das equipes multiprofissionais na assistência. No acompanhamento do trabalho de parto, a presença do obstetra e da enfermeira obstétrica constitui rotina nas maternidades. Na Europa, a presença do fisioterapeuta é comum há mais de 50 anos; entre nós, não é prática estabelecida, mas começa a ser incluída no sistema de saúde.

O fisioterapeuta integra-se à equipe obstétrica no sentido de agregar conhecimentos específicos ao acompanhamento. Afinal, a atenção à saúde da mulher exige que ultrapassemos as fronteiras formais das disciplinas, que fragmentam o ser humano para estudá-lo e acabam por fracionar também a técnica e a assistência. Dessa forma, o acompanhamento do trabalho de parto exige uma compreensão transdisciplinar, convergindo a competência da medicina, da obstetrícia, da enfermagem e da fisioterapia, dentro da atuação específica de cada profissional.

Os "saberes" e "fazeres" de cada área podem somar-se numa assistência integrada e humanizada. Em vez de segmentar as ações, criar sinergismos que otimizem a assistência. O acompanhamento do trabalho de parto exige que os profissionais pensem o particular da sua atuação dentro do processo maior do nascimento.

Nesse sentido, as instituições de saúde e as maternidades assumem papel estratégico na absorção dos conhecimentos novos e na organização de novas formas de assistência à parturiente, transformando o agir fragmentado em agir humanizado.[2]

A EQUIPE OBSTÉTRICA

No Brasil, nos centros urbanos, a equipe obstétrica de acompanhamento do trabalho de parto em maternidade é sempre composta de médico obstetra, obstetriz e auxiliares de enfermagem. Para o parto se agregam o neonatologista e, se necessário, o anestesista. No parto domiciliar, a equipe pode ser o médico e a obstetriz ou somente esta última, que pela legislação está autorizada a assistir o parto de baixo risco; o pediatra ou neonatologista pode estar presente ou ser chamado depois para o primeiro exame do bebê[3].

Nas situações de pobreza em nosso país, às vezes um único profissional representa toda a equipe: médico (obstetra ou clínico) ou enfermeira ou a parteira de confiança da região. Nos países desenvolvidos, a equipe obstétrica em maternidades, casas de parto ou que atendem em domicílio é formada pela obstetriz, pelo obstetra – se necessário – e, quase sempre, pelo fisioterapeuta.

Temos a convicção de que obstetras, obstetrizes e fisioterapeutas podem, cada um com seu instrumento, formar uma orquestra afinada para fazer a melodia de fundo soar harmônica e o ambiente do trabalho de parto seguro, protegido e prazeroso para cada mulher.

Sabemos que o acompanhamento que a mulher recebe durante o trabalho de parto pode de fato gerar mudanças na sua história pessoal. Estudiosos do desenvolvimento saudável, da saúde mental e do comportamento humano, como Bowlby[4], Brazelton[5], Klaus e Kennell[6], Winnicott[7] e Odent[8], demonstraram a importância do atendimento que a mulher recebe durante o trabalho de parto para se sentir protegida, valorizada e segura. Além disso, estudos dos etologistas demonstram que o protótipo das formas de estabelecer vínculos na vida está na relação mãe-bebê – que se inicia durante a gravidez e é marcada pela experiência do parto, o que torna a assistência qualificada fundamental.[9, 10, 11]

Por causa disso, a qualidade do acompanhamento do trabalho de parto é imprescindível para promover uma experiência humanizadora. "Humanização" é um termo muito evocado atualmente. O conceito passou a ser aplicado a múltiplos aspectos da assistência. Humanizar significa "dar condição humana a", o que na assistência ao parto implica refletir sobre quais aspectos podem estar desumanizados nos profissionais de saúde, no atendimento e na instituição.

Para o Programa de Humanização do Nascimento do Ministério da Saúde do Brasil[12], criado em 2000, o objetivo inicial era assegurar e ampliar o acesso ao pré-natal e à assistência ao parto em maternidade, para garantir maior atenção à saúde da mulher e ao recém-nascido. A partir daí, o movimento nacional e internacional de humanização do parto, de crítica técnica à assistência, gerou desdobramentos e múltiplos sentidos incluídos atualmente nas discussões: a violência institucional das maternidades; a qualidade do atendimento; as relações de gênero; a dificuldade de integrar excelência técnica, capacidade de acolhimento e resposta; a prevenção de iatrogenias; as condições de trabalho dos profissionais; a comunicação entre estes e as pacientes e a dos profissionais entre si.[13]

Para "humanizar-se", obstetras, enfermeiras e fisioterapeutas precisam se questionar sobre o significado mais profundo do nascimento, conhecer seus mecanismos psíquicos na relação com a parturiente, rever sua posição perante o parto, entender o caminho evolutivo da mulher e repensar seus conceitos sobre maternidade.[14]

Daí a importância de entender-se que a humanização não se restringe ao plano das relações pessoais entre terapeutas e pacientes, embora chegue até ele. Não se detém em rearranjos técnicos ou gerenciais das instituições, embora dependa deles. Não pode ser equacionada como a necessidade de "mais tecnociência", tampouco de "menos tecnociência". Trata-se de um projeto existencial e, como tal, tem caráter ideológico, político e pretensões de mudança de condutas.[15]

Além da qualidade do acompanhamento terapêutico, a presença de um acompanhante para a parturiente faz parte da humanização do trabalho de parto.

O ACOMPANHANTE DA PARTURIENTE

A IMPORTÂNCIA DE a mulher ser acompanhada durante o trabalho de parto evidenciou-se quando os partos passaram definitivamente para as maternidades, nas quais a mulher era internada sem seus familiares e deixada sozinha ou entre desconhecidas, uma vez que a estrutura física e as rotinas hospitalares atendiam às necessidades dos profissionais de saúde e não das grávidas.[16]

Essa situação antinatural e desumana desencadeou mobilizações políticas e de grupos organizados de mulheres, até que em 1999 foi aprovada a lei que assegurava a presença do pai da criança e, em 2005, sancionada a lei que obrigava as instituições públicas e privadas a permitir a presença de um acompanhante.

A Organização Mundial de Saúde recomendava desde 1985 o livre acesso de um acompanhante escolhido pela mulher como fator de apoio à parturiente.[17] Demonstrando a evidência dessa conquista para a saúde materna e fetal, estudos e investigações clínicas mostraram que o suporte emocional e social oferecido pela presença de um acompanhante levava a diminuição da indicação de cesáreas, diminuição da duração do trabalho de parto, menor uso de analgesia e anestesia e menos uso de ocitocina.[18, 19]

O acompanhante se delineou como alguém que fica ao lado da parturiente, oferece conforto, conversa e ouve suas demandas; pode ser o companheiro, uma amiga ou alguém da família que exerça a função de apoio psicossocial, mas sem atribuições de responsabilidade.

Claro que a presença de um acompanhante, mesmo que escolhido pela mulher, não funciona obrigatoriamente como suporte emocional para a parturiente. A mãe desta é, em princípio, uma acompanhante qualificada, desde que sua presença não infantilize a filha e fortaleça seu papel. Mesmo um acompanhante "natural", como pode ser o pai, nem sempre representa o melhor apoio para a mulher.

O PAI COMO ACOMPANHANTE

A PARTICIPAÇÃO DO pai no trabalho de parto foi uma mudança de costumes sem precedentes, num território considerado, no passado, exclusivamente feminino. Nos países desenvolvidos, a presença do pai aparece por solicitação das mulheres a partir dos anos 1960; no Brasil, duas décadas depois. Antes disso, o trabalho de parto, o parto e os cuidados com o recém-nascido eram "assuntos de mulher".

Hoje, boa parte dos pais participa do pré-natal, recebe tarefas para auxiliar a parturiente, é bem-vinda na sala de parto, se ocupa dos cuidados com o recém-nascido. A participação dos pais no nascimento tem contribuído para a experiência pessoal do homem, para o fortalecimento da paternidade e para a relação do casal. Mas é preciso considerar que nem todos os homens estão preparados ou podem lidar com a densidade emocional e sexual do trabalho de parto e do parto, apesar de ser indiscutível a importância da função ativa do homem na construção da família.

Como relata Odent[20], tem sido comum observar o número de casais que vivenciaram juntos um parto maravilhoso, que os aproximou muito como pais e estreitou seu companheirismo, mas não fez crescer a atração sexual entre eles nem fortaleceu o projeto conjugal.

A experiência do parto (normal ou cesárea) está registrada na história de homens e mulheres como filhos; as mulheres atualizam essa

CAPÍTULO 5 **O acompanhamento do trabalho de parto**

vivência de bebês que já foram um dia para a vivência de progenitora como sua mãe; os homens, sem a experiência da gestação e do parto, são mais mobilizados na memória dos bebês que já foram, na relação com a própria mãe.

O trabalho de parto mobiliza maciçamente sensações e emoções inconscientes do próprio processo. Assim, alguns homens que demonstram dificuldade ou resistência para participar do trabalho de parto devem ser ouvidos e não prejulgados. Eles podem ser ajudados a lidar melhor com os próprios medos, sensações e sentimentos. Nesse sentido, a participação dos pais precisa ser discutida com profundidade, honestidade e sem imposições. Não é porque se tornou lei que a presença dos homens no parto deve ser obrigação ou rotina.

AS DOULAS COMO ACOMPANHANTES

"DOULA" É UMA palavra de origem grega que significa "mulher que serve outra mulher". Ela surgiu como acompanhante de trabalho de parto, nos anos 1970, para dar suporte físico e emocional a mulheres que ficavam sozinhas nas maternidades ou não tinham a presença de um familiar durante o trabalho de parto, principalmente mulheres pobres.[21]

Uma doula típica é uma mulher que já foi mãe ou é avó e teve um bom parto; uma figura materna e experiente em quem uma mulher mais jovem pode se apoiar durante o trabalho de parto. É, portanto, leiga, mas, além da experiência pessoal, tem conhecimentos básicos do que se passa no trabalho de parto e encoraja, tranquiliza e estimula a parturiente.

Os resultados da presença de uma doula foram descritos primeiramente por Klaus e Kennell[22], com base em estudos realizados em maternidades na Guatemala, com populações muito pobres. Os autores constataram que a presença da doula reduzia qualquer tipo de intervenção e o uso de drogas, levando a melhores resultados no trabalho de parto e a um índice maior de parto vaginal. Eles repetiram seus estudos em Houston (Texas), com pacientes hispânicas de baixa renda, e os resultados também foram positivos. Contudo, quando reproduziram a presença da doula com mulheres americanas de classe média na Califórnia (Kaiser Permanent Care Program), não houve o mesmo impacto nos resultados nem nos índices de cesárea e parto normal.

Odent[23] analisa os estudos de Klauss e Kennell chamando a atenção para o treinamento das doulas. Sua experiência clínica como obstetra leva-o a afirmar que "toda mãe é uma parteira" e que o mais importante na acompanhante da parturiente é sua experiência positiva de parto e não técnicas ensinadas a mulheres que ainda não foram mães ou tiveram vivências de parto difíceis ou duvidosas.

Se a doula representar o resgate da solidariedade entre mulheres em trabalho de parto, a passagem dos conhecimentos de uma mulher a outra e a humanização de um acolhimento fraterno, sem fins comerciais, a experiência e o significado do nascimento serão imensamente amplificados.

Apesar de décadas de partos sob controle médico e procedimentos intervencionistas, cresce em todo o mundo o número de mulheres, em contato com sua natureza feminina e sua base instintiva, que buscam privacidade durante o trabalho de parto, não necessitando de acompanhantes "profissionais". Nas palavras de Odent, "são mulheres que sabem que a autoconfiança, junto com privacidade absoluta, cria as melhores condições para um parto fácil"[24].

A questão é que o suporte necessário durante o trabalho de parto varia de acordo com as demandas pessoais e a cultura da mulher.[25] Não raro o suporte essencial vem do obstetra e do acompanhante de escolha da parturiente (pai ou familiar).

O fato é que o fenômeno doula inclui mulheres leigas treinadas, voluntárias sem treinamento obstétrico, enfermeiras aposentadas, parteiras e massagistas. Assim, os resultados dos estudos sobre os efeitos de sua presença no trabalho de parto envolvem múltiplas variáveis[26]. Sua presença está associada ao nível de desenvolvimento do país e à consequente assistência médico-hospitalar. Nas classes média e alta, tornou-se uma atividade remunerada, com valor de bem de consumo; nos hospitais em que a presença do companheiro ou familiar é restrita (maternidade com superlotação, quartos com vários leitos) ou quando a mulher não tem essas figuras de suporte, o efeito da doula é mais presente.[27, 28] Nos hospitais de países desenvolvidos, em que a família está presente no trabalho de parto, o provedor de suporte é um profissional de saúde.[29]

Os benefícios do apoio durante o trabalho de parto são evidentes; o perfil e as características do acompanhante que assuma esse papel devem ser conhecidos e debatidos em cada núcleo cultural – sobretudo na realidade brasileira.

A FISIOTERAPEUTA NO TRABALHO DE PARTO

A FISIOTERAPEUTA TEM função específica no trabalho de parto. Sua ação se soma à da equipe obstétrica, como acontece em outros países, no sentido de favorecer o processo do nascimento, especialmente o parto vaginal. Em nosso país, os fisioterapeutas ainda lutam para mostrar sua contribuição diante de outros profissionais que já atuam no acompanhamento do trabalho de parto.

Além de receber palavras de conforto e estímulo, a parturiente precisa de orientação para usar seu corpo ativo e livre a fim de viver conscientemente a experiência; mais do que ser acompanhada para "suportar" o trabalho de parto, ela pode ser ajudada pela fisioterapeuta a lidar com a postura, o movimento adequado e a respiração, potencializando seus recursos corporais e pessoais.

O trabalho de parto solicita diretamente a biomecânica corporal, a função sensorial e a organização psicomotora, o que implica que o corpo motor seja particularmente orientado.

Muitos recursos terapêuticos da área de domínio técnico da fisioterapia vêm sendo usados no acompanhamento da parturiente: a hidroterapia, nos banhos de imersão ou duchas, já que a água quente alivia a sensação de desconforto da contração[30]; a estimulação elétrica transcutânea (Tens) como método coadjuvante para evitar o uso precoce de anestesia[31]; a acupuntura, tanto de agulhas como a laser, para estimular as contrações, favorecer a dilatação e analgesiar a dor; a digitopuntura, para os mesmos fins[32]; a massagem, para dar mais conforto à parturiente[33]; orientações de respiração durante as contrações e nos intervalos delas[34]; exercícios variados nas bolas terapêuticas e na deambulação[35]. Todos esses recursos, classificados como métodos não farmacológicos, têm sido aplicados por profissionais da enfermagem e/ou por obstetras quando o fisioterapeuta está ausente.

Os movimentos ativos e passivos, o controle da postura, a coordenação da respiração, a eletroterapia, a massagem, a acupuntura, o estímulo da propriocepção, a abertura da consciência corporal, o estímulo sensorial, a linguagem e a integração corpo-emoção são recursos para facilitar o trabalho de parto potencializados pela presença da fisioterapeuta.

Em termos práticos, o foco não é no recurso técnico (bola, cavalinho, banquinho em U, posição de cócoras, deambulação etc.), mas no recurso como instrumento para alcançar a ação muscular, a posição articular e a adequação do tônus que contribuam para o trabalho de parto. Assim, não é a bola suíça (fisioball) que facilita a dilatação ou a progressão do trabalho de parto, mas a mobilidade pélvica orientada na bola; não basta andar ou ficar em posições verticais para acelerar as contrações, a dilatação e a descida do bebê; é preciso que haja movimento do sacro, inibição de contração da musculatura do períneo e liberação do diafragma; não é dizendo à parturiente que "relaxe" no banho ou na massagem que se muda a impregnação cortical milenar e bíblica de que contração dói, mas entendendo o limiar, a resistência e a tolerância à dor de cada mulher, observando as respostas corporais diante do registro doloroso e oferecendo-lhe instrumentos para lidar com cada fase. O bom uso osteomuscular do corpo durante o trabalho de parto oferece condições de uma experiência prazerosa não por nenhuma técnica, mas pela terapêutica voltada para os referenciais pessoais de cada mulher.

A fisioterapia, que busca resgatar e/ou manter o inato ou natural no corpo sensório-motor, constitui-se em terapêutica que, com o médico obstetra e a obstetriz, atinge o corpo da parturiente e as exigências psicomotoras do trabalho de parto. Trata-se de uma presença para estimular o protagonismo da mulher, no trabalho de parto e no parto. Isso

CAPÍTULO 5 **O acompanhamento do trabalho de parto**

significa, obviamente, movimentar-se, mas para a fisioterapia demanda realizar movimentos regidos pela coordenação motora.

O recurso fisioterapêutico fundamental para estimular boas contrações uterinas, facilitar a dilatação cervical e a descida fetal, evitar traumas perineais e para gerar prazer em vez de dor é a *mobilidade pélvica*. A pelve móvel é fundamental para melhorar todos os parâmetros da boa evolução do trabalho de parto, isto é, deixa as contrações mais eficientes, estimula a dilatação, facilita a descida fetal, diminui o desconforto ou dor da contração, libera a respiração e o diafragma pélvico, ajuda na elasticidade do períneo, favorece o período expulsivo e, assim, os bons resultados neonatais[36, 37].

Recursos como massagem, acupuntura, Tens ou água quente no banho de imersão/ducha geram conforto para a parturiente, sobretudo se há queixa de muita dor nas contrações, mas não atuam na aceleração das contrações nem na evolução da dilatação.

Acelerar a dilatação, diminuindo o tempo do trabalho de parto, não deve ser o único objetivo da fisioterapia, pois sabemos que o processo, fisiologicamente, não pode ser rápido; porém, tampouco deve ser muito longo, para não gerar estresse na mãe e no bebê. Estudos comprovam que a diminuição do período do trabalho de parto é uma consequência natural da mobilidade pélvica coordenada.[38]

A amplitude da pelve óssea é extremamente solicitada no trabalho de parto; a musculatura pélvica, sobretudo o assoalho pélvico, precisa de elasticidade; o espaço pélvico é bombardeado de sensações novas e intensas pela atividade uterina e pela presença do bebê, o que recruta naturalmente a mobilidade pélvica: articulações livres, organização postural e comando voluntário e consciente para a musculatura estriada.

Na base pélvica se entrecruzam todas as cadeias musculares[39]: a cadeia dos músculos posteriores, da massa muscular lombar até a região frontal da face; a anterior, dos músculos do períneo até os hióideos do pescoço e a estrutura interna da boca; a dos músculos intertransversários do eixo vertebral, dos ajustes antigravitários; a de músculos do equilíbrio corporal e da adaptação rítmica; e a de músculos da respiração.

A leitura da organização corporal em cadeias musculares e articulares segundo o método GDS[40] permite, mesmo no trabalho de parto, uma análise ampliada do perfil motor de cada mulher e identificar os excessos de ação entre as cadeias musculares e as marcas patológicas de incoordenação, direcionando o raciocínio clínico para as prioridades do trabalho de parto. Assim, coordenar a pelve para o trabalho de parto significa intervir na coordenação das cadeias musculares que funcionalizam o corpo para o parto.

O método e a técnica fisioterapêutica para a intervenção na mobilidade pélvica estão descritos no Capítulo 4, "Viver o trabalho de parto", mas é interessante frisar aqui o trajeto da avaliação específica da fisioterapeuta.

AVALIAÇÃO DA MOBILIDADE PÉLVICA

A **AVALIAÇÃO FISIOTERAPÊUTICA** da mobilidade pélvica se fará basicamente nos intervalos das contrações; porém, observar suas reações musculares e posturais durante as contrações também funciona como referencial de avaliação, além de nortear as orientações a ser feitas.

Aproveitam-se os intervalos das contrações para solicitar, antes de qualquer correção, uma movimentação livre da parturiente em pé, andando, espreguiçando-se; assim é possível identificar se as articulações da pelve – lombossacra, sacroilíacas e coxofemorais – se movem com o resto do corpo.

Na sequência, a fisioterapeuta precisa avaliar: a posição do sacro; a mobilidade sacroilíaca nos movimentos de nutação e contranutação; a mobilidade pélvica sobre o eixo das coxofemorais, na ântero e na retroversão; a mobilidade do quadril na rotação interna e externa das coxofemorais; o tipo de respiração e ainda os sinais indiretos de diminuição ou perda da mobilidade da pelve sugeridos pela tensão ou contração exagerada dos adutores da coxa, pela região lombar em retificação ou em lordose rígida, pela retificação dorsal e/ou cérvico-dorsal.

Isso se fará durante todo o acompanhamento nas posturas já descritas no Capítulo 4, durante as contrações e nos intervalos destas, resultando num diagnóstico do perfil psicomotor individual.

CAPÍTULO 5 **O acompanhamento do trabalho de parto**

A seguir, evidenciamos a análise de algumas marcas patológicas da incoordenação motora que são determinantes para a ação da fisioterapeuta com vista à boa evolução do trabalho de parto.

A POSIÇÃO DO SACRO

O sacro – neutro, verticalizado ou horizontalizado – é avaliado pelo toque e pela palpação.

Sacro verticalizado indica contração dos músculos do períneo, o que sugere uma tensão perineal anterior ao trabalho de parto, indicando a necessidade de estimular a nutação para funcionalizar o períneo.

Já o sacro em posição horizontal está sendo tracionado para cima pelos músculos extensores da coluna, gerando hiperlordose lombar. Quando móvel, cederá nas posturas indicadas; se estiver rígido, levando a pelve à anteroversão, a posição da bacia precisa ser coordenada.

Defesas psicossexuais inconscientes podem estar na origem das tensões na bacia. A fisioterapeuta deve estar atenta à linguagem não verbal do corpo e auxiliar a parturiente a ganhar consciência tanto das suas habilidades como de impossibilidades que surjam.

A MOBILIDADE SACROILÍACA

Esta é avaliada na marcha nos intervalos das contrações e nos movimentos de nutação e contranutação do sacro durante a contração, de acordo com a fase da dilatação, como foi descrito no Capítulo 4.

A falta desses movimentos naturais do sacro indica que o espaço interno da pelve está contraído, a mobilidade articular diminuída e consequentemente o períneo não está livre nem funcional.

ANTEROVERSÃO E RETROVERSÃO

Esses movimentos devem ser avaliados no início do acompanhamento; apesar de não agirem de modo direto na mobilidade do espaço interno da bacia, movem a pelve toda sobre o eixo das coxofemorais, melhoram a circulação pélvica e ajudam a redistribuir o tônus muscular, principalmente do períneo, depois da contração, mantendo a mobilidade pélvica nos intervalos das contrações.

ROTAÇÃO INTERNA E EXTERNA DAS COXOFEMORAIS

Esta deve ser avaliada também no início do acompanhamento para possíveis correções, na medida em que a rotação interna estreita o espaço pélvico, induzindo à contração da musculatura do períneo. Já a rotação externa aumentada ou fixada imobiliza o sacro entre os ilíacos, impedindo a mobilidade pélvica. Esses movimentos são avaliados e orientados, ao lado da mobilidade lateral da pelve, na marcha ou em posição sentada ou em pé, nos intervalos das contrações – no curso destas, a fisioterapeuta procurará inibir essa ação sobre a pelve.

A RESPIRAÇÃO

O tipo de respiração deve ser avaliado para libertar a mobilidade pélvica e promover o relaxamento e a elasticidade do períneo.

A respiração apical, além de não baixar o centro frênico para acionar o diafragma pélvico, leva a menos mobilidade pélvica e menos percepção do períneo. Já a respiração estritamente abdominal mantém um esforço totalmente desnecessário para o trabalho de parto, além de arrastar o púbis para cima pela contração nos músculos reto-abdominais, gerando tensão pélvica e contração do períneo.

Assim, a fisioterapeuta estimula, durante as contrações, a expiração e nos intervalos orienta a respiração livre – que oxigena e ativa o fluxo circulatório –, sem aumentar o tempo inspiratório ou fazer expirações com resistência.

ADUTORES DE COXA

Esses músculos são facilmente avaliados pela observação das coxas contraídas uma contra a outra, pelo toque, pela dificuldade na rotação externa ou em posturas verticais.

Como se inserem no púbis, sua contração gera tensão muscular no baixo-ventre, estreita o espaço da pelve e inibe a mobilidade pélvica, prejudicando o relaxamento do períneo. Posturas em distensão de adutores devem ser preconizadas e orientadas pela fisioterapeuta para todo o trabalho de parto, durante as contrações e no intervalo delas.

RIGIDEZ DAS CURVAS VERTEBRAIS

É avaliada pela análise postural em pé, pela palpação e pelas posturas verticais e movimentos propostos. A retificação de qualquer segmento vertebral gera perda de mobilidade na região e compromete a flexibilidade geral do corpo. A hiperlordose lombar rígida compromete a base pélvica e o trabalho de parto.

A avaliação de todos esses parâmetros indicará se será necessário estimular, manter ou construir a mobilidade intrínseca da pelve para alcançar o objetivo desejado para o parto vaginal: aumentar os diâmetros pélvicos, ganhar elasticidade na musculatura do períneo, facilitar o processo da dilatação e o período expulsivo.

A experiência prazerosa com o trabalho de parto está diretamente ligada a todas as dimensões da mobilidade pélvica neste tópico. A sensação de prazer corporal é subjetiva, mas poderá ser observada no conforto da parturiente, no relaxamento ao toque vaginal, na diminuição da dor durante as contrações e na evolução da dilatação.

A presença da fisioterapeuta tem função terapêutica no acompanhamento, intervindo nas dificuldades, dirigindo a movimentação e despertando saberes instintivos inscritos no corpo.

Em síntese, o movimento consciente e as posturas em coordenação constituem as principais ações da fisioterapeuta no trabalho de parto. Nesse sentido, dois elementos fundamentais merecem ser discutidos:

1) o comando da fisioterapeuta (a palavra, o toque) para o movimento desejado deve ter precisão para acionar no plano neural a sinapse correta para a ação da musculatura estriada; 2) a parturiente não pode só executar ou copiar o movimento, é preciso que ela introjete a orientação, criando a ordem consciente para a ação muscular.

Nesse sentido, a linguagem verbal ocupa lugar central na abordagem fisioterapêutica, tanto para que a técnica seja mais eficaz como para a qualidade do cuidado à parturiente.

A LINGUAGEM VERBAL E A LINGUAGEM CORPORAL NO TRABALHO DE PARTO

A LINGUAGEM VERBAL no trabalho de parto deve estar integrada às sensações e à consciência corporal, sem gerar uma estimulação cortical desnecessária. Não significa "ficar conversando" com a parturiente sobre assuntos gerais para distrair sua atenção do processo do trabalho de parto. A linguagem verbal tanto pode ser uma fonte de iatrogenias como um recurso terapêutico fundamental.

A capacidade de falar, ouvir e estabelecer uma "conversa" humaniza os encontros interpessoais[41]. Portanto, dar voz à paciente, valorizar suas questões subjetivas e reconhecer seu saber são fatores fundamentais para estabelecer uma proximidade – e, em consequência, uma relação de confiança – entre fisioterapeuta e parturiente.

A forma como as coisas são ditas caracteriza a qualidade da interação interpessoal. Assim, a relação com a parturiente deve ser estabelecida no universo linguístico dela, não só para favorecer a comunicação, mas para aproximar a mulher de seu corpo e de si mesma, a fim de potencializar os comandos para o corpo, nomear sensações, dirigir a construção neuromuscular do movimento e organizar a motricidade.

Dessa forma, a assistência valoriza tanto a linguagem corporal – objeto de análise do fisioterapeuta – como a verbal. Logo, corpo, emo-

CAPÍTULO 5 **O acompanhamento do trabalho de parto**

ção e sentimentos são integrados, oferecendo à mulher em trabalho de parto mais consciência, liberdade e autonomia.

A palavra certa constrói a ordem correta para que o músculo estriado realize a ação de contração ou de relaxamento; por isso, os termos técnicos devem ser traduzidos em palavras que ressoem no território cognitivo da paciente. Se esta não conhece a palavra "períneo" ou não tem percepção da região nem sabe onde fica, de nada adianta dizer "Relaxe o períneo" – o mesmo vale para nomear qualquer região do corpo.

Quando o acompanhamento no trabalho de parto é a continuação da relação terapêutica iniciada no pré-natal, a comunicação pela linguagem verbal já está estabelecida; porém, a fisioterapeuta deve estar sempre aberta às facetas desconhecidas da paciente que podem emergir do trabalho de parto, ampliando ou adaptando sua linguagem.

Pode ser, como acontece na rede pública, que a fisioterapeuta só esteja presente no próprio parto, sem contato prévio com a paciente; em países europeus, a assistência fisioterapêutica se organiza em sistema de plantão nas maternidades – como desejamos que venha a acontecer no Brasil, tanto na assistência pública quanto na particular.

De qualquer forma, é nessa escuta atenta que a fisioterapeuta pode desenvolver uma atitude real de acolhimento, criar um vínculo terapêutico de confiança, ganhar recursos para adaptar seu vocabulário à parturiente, usando os termos mais adequados para nomear as sensações e as regiões do corpo, desconstruir crenças perniciosas, estimular os saberes próprios do corpo e dirigir a ação da biomecânica corporal à consciência e à experiência de cada mulher. Dessa forma, a assistência se constrói num território em que corpo, emoção e pensamento são integrados, gerando uma experiência que dá à mulher em trabalho de parto mais consciência, liberdade e autonomia.

NOTAS BIBLIOGRÁFICAS

1. CLAUZET, R. M. Citada em: RATTNER, D.; TRENCH, B. *Humanizando nascimentos e partos*. São Paulo: Senac-SP, 2005, p. 48.

2. MACHADO, M. F. A. S. "Integralidade, formação de saúde, educação em saúde e as propostas do SUS". *Ciência & Saúde Coletiva*, v. 18, n. 2, 2009, p. 11-23.

3. AYRES, J. R. C. M. "Organização das ações de atenção à saúde: modelos e práticas". *Saúde e Sociedade*, v. 18, n. 2, 2009, p. 11-23.

4. BOWLBY, J. *Uma base segura*. Porto Alegre: Artes Médicas, 1988.

5. BRAZELTON, T. B. *O desenvolvimento do apego*. Porto Alegre: Artes Médicas, 1989.

6. KLAUS, M. H.; KENNELL, H. J. *Pais e bebês: a formação do apego*. Porto Alegre: Artes Médicas, 1993.

7. WINNICOTT, D. *Pensando sobre crianças*. Porto Alegre: Artes Médicas, 1997.

8. ODENT, M. A. *Cientificação do amor*. São Paulo: Terceira Margem, 2000.

9. BRÜGGEMANN, O. M. *et al.* "Evidências sobre o suporte durante o trabalho de parto: uma revisão da literatura". *Cadernos de Saúde Pública*, v. 21, n. 5, p. 1316-27.

10. HODNETT, E. D. *et al.* "Continuous support for women during childbirth". *Cochrane Database of Systematic Reviews*, v. 3, 2005.

11. HOTIMSKY, S. N.; ALVARENGA, A. T. "A definição do acompanhante de parto: uma questão ideológica?" *Revista Estudos Feministas*, v. 10, n. 2, 2002, p. 461-81.

12. SERRUYA, S. J. *et al.* "O panorama da atenção pré-natal no Brasil e o Programa de Humanização do Pré-natal e Nascimento". *Revista Brasileira de Saúde Materno-Infantil*, v. 4, n. 3, 2004, p. 269-79.

13. KLAUS, M. H.; KENNELL, H. J., *op. cit.*

14. Idem.

15. ODENT, M. *O camponês e a parteira*. São Paulo: Ground, 2003.

16. Idem.

17. Idem.

18. DINIZ, C. S. G. "Humanização da assistência ao parto no Brasil: os muitos sentidos de um movimento". *Ciência & Saúde Coletiva*, v. 10, n. 3, 2005, p. 627-37.

19. AYRES, J. R. C. M. "Hermenêutica e humanização das práticas de saúde". *Ciência & Saúde Coletiva*, v. 10, n. 3, 2005, p. 549-60.

20. ODENT, M., *op. cit.*

21. Idem.

22. KLAUS, M. H.; KENNELL, H. J., *op. cit.*

23. ODENT, M., *op. cit.*

24. Idem.

25. Brüggemann, O. M. *et al.*, *op. cit.*

26. Hodnett, E. D. *et al.*, *op. cit.*

27. Brüggemann, O. M. *et al.*, *op. cit.*

28. Hodnett, E. D. *et al.*, *op. cit.*

29. Odent, M., *op. cit.*

30. Benfield, R. D. "Hydrotherapy in labor". *Journal of Nursing Scholarship*, v. 34, 2002, p. 347-52.

31. Orange, F. A. *et al.* "Uso da estimulação elétrica transcutânea para alívio da dor durante o trabalho de parto". *Revista Brasileira de Ginecologia e Obstetrícia*, v. 25, 2003, p. 45-52.

32. Knobell, R. "Técnicas de acupuntura para alívio da dor no trabalho de parto". *Revista Brasileira de Ginecologia e Obstetrícia*, v. 24, 2002, p. 561-66.

33. Gentz, B. A. "Alternative therapies for the management of pain in labor and delivery". *Clinical Obstetrics and Gynecology*, v. 44, 2001, p. 704-32.

34. Simkin, P. P.; O'Hara, M. A. "Nonpharmacologic relief of pain during labor: systematic review of five methods". *American Journal of Obstetrics & Gynecology*, v. 186, 2002, p. 131-59.

35. Idem.

36. Bio, E. R. *et al.* "Influência da mobilidade materna na duração da fase ativa do trabalho de parto". *Revista Brasileira de Ginecologia e Obstetrícia*, v. 28, n. 11, 2006, p. 671-79.

37. Bio, E. R. "Avaliação postural na gravidez e no pós-parto" In: Lopes, M. A. B.; Zugaib, M. *Atividade física na gravidez e no pós-parto*. São Paulo: Roca, 2009, p. 99-118.

38. Bio, E. R. *et al.*, *op. cit.*

39. Campignion, P. *Aspectos biomecânicos das cadeias musculares e articulares: método GDS*. São Paulo: Summus, 2003.

40. Idem.

41. Ostermann, A. C.; Souza, J. "Contribuições da análise da conversa para os estudos sobre o cuidado em saúde". *Cadernos de Saúde Pública*, v. 25, n. 7, 2009, p. 1521-33.

AGRADECIMENTOS

Vera Marinho, Milton Della Nina, Nilson Secches e Rosa Clauset: aquele começo em que os anos 1980 nos reuniram no difícil aprendizado da troca interdisciplinar, no exercício apaixonado de pensar, criar e agir para melhorar a assistência à mulher grávida, deixou registros permanentes não só no fazer profissional como no percurso existencial. Sou muito grata a vocês.

O privilégio de exercer, desenvolver e aprimorar a prática clínica em saúde pública devo ao prof. dr. Marcelo Zugaib, que ao abrir as portas da Clínica Obstétrica da Faculdade de Medicina da USP possibilitou-me conhecer o rigor na produção do conhecimento em ciência, tão essencial para a assistência responsável à mulher. Sou muito grata pelo aprendizado e por conviver com tantos obstetras sensíveis e dedicados que participaram da minha formação – eu os trago no coração.

A Roberto Bittar agradeço especialmente pela condução nos caminhos da pesquisa clínica e pela confiança que construiu o laço de amizade que nos une.

Agradeço aos milhares de alunos da graduação e da pós-graduação em Fisioterapia e aos tantos grupos de estudo e de pesquisa – laboratórios vivos de produção e criação que sempre nutriram minha alma.

Meu agradecimento à fisioterapeuta Angela Santos, que tão gentilmente me ajudou a encontrar o caminho para a publicação deste trabalho.

Karina, sou muito grata não só por você ter feito a leitura prévia do texto, mas pelo envolvimento intelectual e afetivo com que o fez; seu olhar de mulher jovem "deste tempo" foi norteador.

A Carolina agradeço a leitura crítica do texto com o olhar de filha e de mulher com que me presenteou na sensível percepção e na apreciação rigorosa.

A Humberto sou grata pelo empenho e rigor na revisão e na composição de cada capítulo, para que o texto não deixasse de dizer a que veio.

Agradeço, por fim, às muitas grávidas que acompanhei e acompanho. Este livro vem sendo tecido em conjunto, no compartilhamento de aprendizados com o corpo, de descobertas no gestar, das experiências no parto e no pós-parto. Vocês são coautoras desta obra.

leia também

SEU BEBÊ EM PERGUNTAS E RESPOSTAS
Do nascimento aos 12 meses
Sylvio Renan Monteiro de Barros

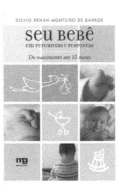

Obra que reúne informações imprescindíveis para mães e pais de primeira viagem. Porém, não se trata de um compêndio técnico sobre o "bebê-padrão", e sim de um livro que aborda casos específicos atendidos pelo autor ao longo de três décadas de pediatria. Dividido em meses, traz perguntas e respostas sobre desenvolvimento físico e psicológico, alimentação, sono, comportamento, estímulos e cuidados com o bebê.

REF. 50054   ISBN 978-85-7255-054-3

GESTOS DE CUIDADO, GESTOS DE AMOR
Orientações sobre o desenvolvimento do bebê
André Trindade

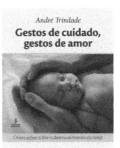

Cuidar de um bebê demanda mais que amor e instinto: exige precisão. Este livro encantador ensina pais, mães, professores e cuidadores em geral a lidar com bebês de maneira correta nas mais diversas situações: o banho, a amamentação, a massagem, o sono e muito mais. Belamente ilustrado e impresso em 4 cores, aborda ainda o desenvolvimento motor e cerebral das crianças desde o nascimento até os 3 anos.

REF. 10378   ISBN 978-85-323-0378-3

O BEBÊ E A COORDENAÇÃO MOTORA
Os gestos apropriados para lidar com criança
Y. Hunsinger e Marie-Madeleine Béziers

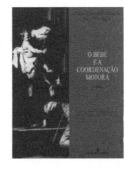

Cuidados com a saúde, o bem-estar e a alimentação dos bebês são necessários, mas há uma característica essencial, o movimento, sobre as quais os pais devem estar informados. Eles precisam saber que os gestos feitos pelos bebês não são fortuitos nem desordenados e pertencem a um sistema muito complexo. Este livro apresenta as bases da coordenação motora, que se delineia no início da vida dos seres humanos e marca seu desenvolvimento ulterior.

REF. 10387   ISBN 978-85-323-0387-5

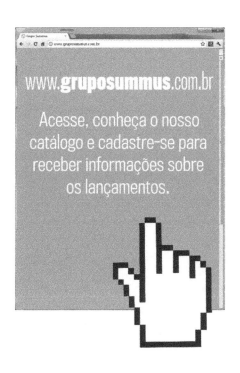